小学生中医药文化知识导读

邢玉瑞　主编

陕西新华出版
陕西科学技术出版社
Shaanxi Science and Technology Press
西安

图书在版编目（CIP）数据

小学生中医药文化知识导读 / 邢玉瑞主编 . —西安：
陕西科学技术出版社，2022.4（2024.11 重印）

ISBN 978-7-5369-8360-1

Ⅰ . ①小… Ⅱ . ①邢… Ⅲ . ①中国医药学－文化－少
儿读物 Ⅳ . ① R2-05

中国版本图书馆 CIP 数据核字（2022）第 038223 号

小学生中医药文化知识导读

邢玉瑞　主编

出 版 人	崔　斌
责任编辑	孙雨来　闫彦敬
封面设计	曾　珂

出 版 者　陕西科学技术出版社

西安市曲江新区登高路 1388 号陕西新华出版传媒产业大厦 B 座

电话（029）81205187　传真（029）81205155　邮编 710061

http://www.snstp.com

发 行 者　陕西科学技术出版社

电话（029）81205180　81206809

印　　刷　西安市久盛印务有限责任公司

规　　格　787mm×1092mm　16 开本

印　　张　7

字　　数　80 千字

版　　次　2022 年 4 月第 1 版

2024 年 11 月第 5 次印刷

书　　号　ISBN 978-7-5369-8360-1

定　　价　29.80 元

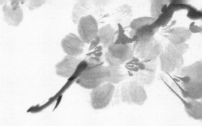

编委会

顾问、主审　张登本

主编　邢玉瑞

副主编　呼兴华　胡勇

编委（以姓氏笔画排序）

卫培峰	陕西中医药大学	教授
巨艳蕊	咸阳秦都区职业教育中心中学	语文高级教师
刘小婷	西交康桥紫薇东进小学	二级教师
李莹波	陕西中医药大学	博士、副教授
佟雅婧	陕西中医药大学	博士、讲师
张宏燕	西安交通大学附属小学	高级教师
呼兴华	陕西中医药大学	博士、主治医师
胡　勇	陕西中医药大学	博士、讲师
黄丽娜	陕西中医药大学	博士、讲师
韩亚芳	咸阳秦都电建学校中学	高级教师
谭颖颖	陕西中医药大学	博士、教授

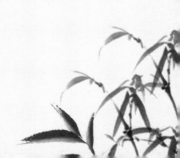

叙

　　"文化"① 是由"人文化成"② 演化而成的。今，"文化"是指人类族群习惯的生活方式、精神价值和族群的集体意识。因而，"文化"是一个族群智慧薪火相传的灵魂与根脉，是族群社会、历史、知识的积淀物，具有既有、传承、创造和发展的特征。

　　不同的族群有不同的文化，而中医药知识"凝聚着深邃的哲学智慧和中华民族几千年的健康养生理念及实践经验，是中国古代科学的瑰宝，也是打开中华文明宝库的钥匙"，是我国独特的、具有原创性的、优秀的科技资源和文化资源，迫切需要继承、发展，以造福人类健康。一切文化知识的传承，必须"从娃娃抓起"，这就是我们基于我国各级政府相关中医药发展规划精神，组织编著出版该套《中小学中医药文化知识导读》的动因和出发点。

　　当我有幸在第一时间阅读这套丛书文稿时，就被其中的内容所吸引。我认为，这套书具有如下特色：

　　特色之一，明晰准确的思想主旨。本书的编写遵循"以人为本""生命至上"的中医药文化价值观，以中医"仁者爱人"的理

---

　　① "文化"一词最早出自《说苑·指武》。

　　② "人文化成"出自《易传·贲卦》。

论为指导思想，在各分册内容的选择方面，无论是适用于小学高年级的历史悠久的中医药文化、仁心仁术的国医、常用的中医疗法等6部分内容，还是适用于中学阶段的以探索思考、提升中医药文化修养为主的8章内容，都体现出了这一主旨。以期青少年在心智发育最为关键的时期，能于潜移默化之中培养对中医药文化的喜爱，进行行之有效的学习，进而使中医药文化得以有效传承。

特色之二，科学严谨的学术内容。执笔编撰该书的作者，都是具有深厚中医药知识功底的学者；通览全书内容，也都是经得起实践检验的相关知识。无论是中医药经典故事，抑或是某一个具体的知识模块，都严格遵循中医药知识的内在规律和相关要求，确保知识的准确无误。尤其是由治学严谨、学力深厚，在全国中医药界颇具影响的邢玉瑞教授担纲主编，他对该书进行了顶层设计，使丛书的学术内容之严谨性更加毋庸置疑。

特色之三，生动有趣的知识呈现。该书的各章节内容生动有趣，可读性强。要编写出适合青少年学习的中医药读本，是一件很不容易的事情，必须要符合这一时期学生的认知特点，要将深奥的中医药知识用他们感兴趣的语言予以表达，对于长期从事中医药教学和研究的学者而言是一个不小的挑战。该书采用中小学时段学生能够理解明白的内容和相应的语言文字给予表述，通过流畅的文字，绘声绘色地讲述学生能够看得懂的故事，传递特色鲜明的中医药知识，展现出本书通俗、生动、有趣、引人入胜的特质。

特色之四，系统渐进的知识体系。该书总主编邢玉瑞的顶层设计周密，整体把握读本各分册之间的知识衔接，在充分理解不同年龄段学生的身心特点、对中医药知识接受程度的基础上，针对小学高年级和中学这两个不同学段进行不同的目标定位。在全书内容设计上，既充分体现了不同学段使用该书的内容特点，又明确展现了整体内容模块之间的连续性。整套丛书的各个小故事、知识点，串联成为一个较完整的中医药知识链环，形成了重点明确、整体和谐、特点鲜明、系统推进的内容结构。

特色之五，浑厚浓郁的中医药文化特征。习近平总书记说："传统医药是优秀传统文化的重要载体，在促进文明互鉴、维护人民健康等方面发挥着重要作用，中医药是其中的杰出代表。"中医药知识传承着中华民族传统文化的优秀基因与核心观念，这一特征深刻而鲜明地浸润于全套丛书的字里行间。

特色之六，贴近生活的真实性。中医药知识厚植于中华民族的繁衍昌盛历程之中，其起源、发展、演进过程，无不与中华儿女的生产生活休戚相关，处处散发着中华文化的芬芳气息，使青少年读者觉得生活中时时处处都有中医药知识相伴随，在无形之中享受着遨游于中医药知识海洋之中的乐趣。

特色之七，鲜明厚重的秦地特色。本书遵循放眼全国、立足陕西的宗旨，既注重培养学生的健康意识，又通过对陕西中医药文化的介绍，培养学生对陕西的热爱之情，提升学生的家乡自豪感。

文化是一个族群薪火相传的根与魂，而中医药知识是最能代表中华民族传统文化的载体之一，其传承着中华民族传统文化的优秀基因，也彰显着这一传统文化的核心观念。文化，尤其是中医药文化，不但需要存续，更需要弘扬，这是编著该套丛书的主旨及意义，也是我欣然为"叙"的缘由。

陕西中医药大学　张登本

2020 年 12 月 12 日于咸阳

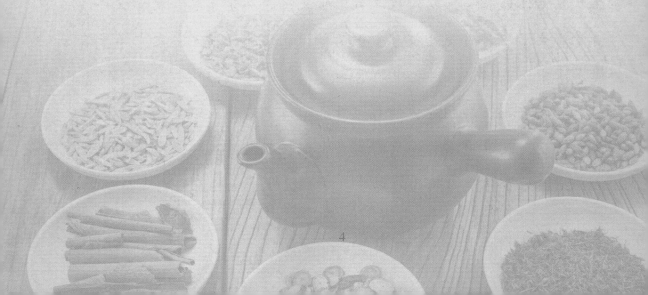

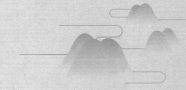

源远流长

——中医药历史悠久

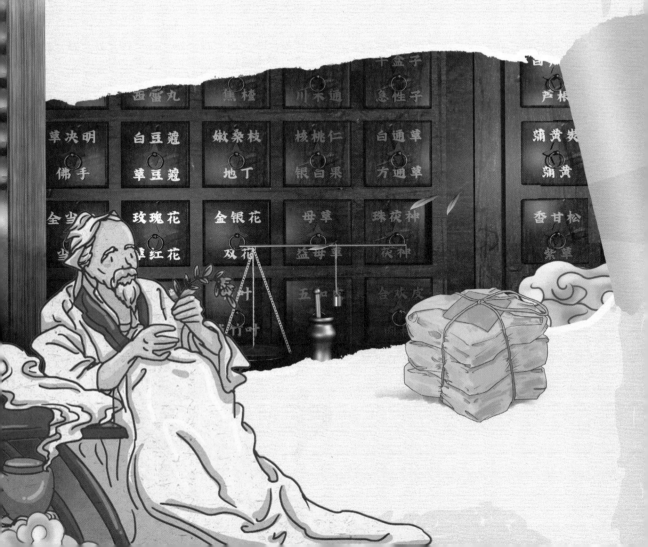

医非博不能通，非通不能精，非精不能专，必精而专，始能由博而约。

《存存斋医话稿序》

灵芝

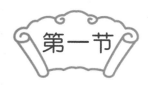

第一节

概　述

　　中医药学是在我国古代哲学思想指导下，在总结数千年来我国人民健康维护和疾病防治实践经验基础上形成的科学体系。中医历史悠久，博大精深，在疾病诊疗和预防等方面发挥着重大作用，其影响深远。

　　"神农尝百草，日遇七十毒"的故事，生动形象地反映了我们的祖先在与自然和疾病做斗争时发现药物、积累经验的艰辛，也是中药起源于生产劳动的真实写照。

　　夏商周时期，中国就已出现药酒及汤液。春秋战国时期，中医理论基本形成。扁鹊在总结前人经验的基础上，提出了"望、闻、问、切"四诊合参的方法，是中医理论的奠基人。魏晋南北朝到隋唐五

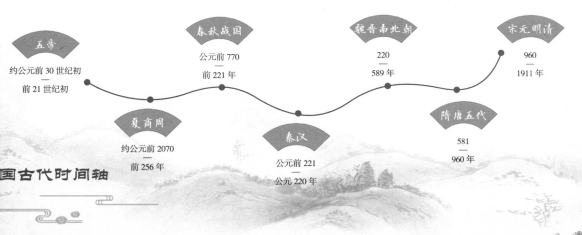

五帝
约公元前 30 世纪初
前 21 世纪初

春秋战国
公元前 770
前 221 年

魏晋南北朝
220
589 年

宋元明清
960
1911 年

夏商周
约公元前 2070
前 256 年

秦汉
公元前 221
公元 220 年

隋唐五代
581
960 年

国古代时间轴

3

代，脉诊取得了突出成就。唐代医家孙思邈提出"大医精诚"的思想，体现了对医德的高度重视，是中医药文化的核心价值理念。

宋、元、明、清时期，中医理论不断有新的总结和发展。尤其是明代医家李时珍，历时 27 年，完成了中药学巨著《本草纲目》。全书载药 1892 种，成为中国本草史上最伟大的集大成之作。

中医在疾病诊疗和预防等方面发挥着重大作用。在中国历史上，中医药在控制流行病方面发挥了关键作用，保护了人们的生命健康。据《中国瘟疫史》记载，自西汉以来的 2000 年里，中国发生了 300 多次瘟疫。在中医药预防和治疗的作用下，在中国历史上，从来没有发生过 14 世纪时席卷欧洲的黑死病，也没有发生过像 1918 年西班牙流感大流行那样导致数百万人死亡的悲剧。

中华人民共和国成立以来，中医药在遏制 1956 年的乙型脑炎、2003 年的传染性非典型肺炎、2009 年的 H7N9 禽流感等重大疫情中发挥了重要作用，影响远大。

中医不仅是对我国劳动人民在长期生产、生活实践中同疾病进行斗争的经验总结，更是中华民族灿烂文明的重要组成部分。它对汉字文化圈[①]国家的影响也很深远，如日本医学、韩国韩医学、朝鲜高丽医学、越南东医学等都是以中医学为基础发展起来的。2018 年 10 月 1 日，世界卫生组织首次将中医纳入其具有全球影响力的医学纲要之中。

---

① 指的是历史上受中国政治及汉文化影响，过去曾经使用或至今仍然使用汉字的东亚及东南亚部分地区这一特定文化区域。

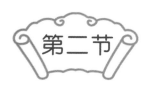

黄帝与《黄帝内经》

人文始祖——黄帝

史书记载，大约距今5000年前，黄帝作为古华夏部落联盟首领，以统一华夏部落与征服东夷、九黎族而统一中华的丰功伟绩被载入史册，被尊为中华"人文始祖"，成为中华民族最早繁衍融合以及中华文化首创的象征。

黄帝本姓公孙，后改姬姓，居轩辕之丘，号轩辕氏。他在位期间，播百谷草木，大力发展生产，始制衣冠、建舟车、制音律等。他还有一个伟大的功绩是"艺五种"。"五种"，是指黍、稷、菽、麦、稻五谷。传说神农氏时期，人们仅能种植黍、稷两种粮食作物，而黄帝时已能种植多种粮食作物，表明当时的原始农业有了进一步的发展。

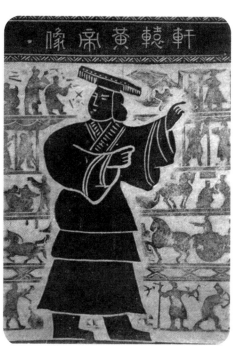

轩辕黄帝像

岐黄之术与《黄帝内经》

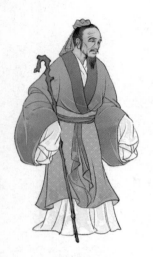

岐伯

中医之术在古代被称为"岐黄之术"，其中的"黄"指的是轩辕黄帝，"岐"指的是他的大臣岐伯（今陕西省岐山县人）。岐伯是中国远古时代最著名的医生。

相传在远古时代，华夏部落首领黄帝带领人们刀耕火种，与自然作斗争。在这个过程中，他发现总有人因为疾病、外伤、虫兽伤、瘟疫等各种原因死亡，为了解决疾病对人类造成的困扰，黄帝向大自然寻求答案。他观察天地自然，发现了日升日落、昼夜交替，感悟到自然界中有很多事物是对立存在的，如果偏执于一端可能就会失衡。黄帝将春夏秋冬的自然交替与人类喜怒哀乐的内情困扰相结合，思考人生病的原因。当他百思不得其解的时候，就找岐伯商量探讨。在探讨时，常常是黄帝询问、岐伯作答，在这一问一答中阐述医学理论，也诞生了《黄帝内经》。后人感念两人的首创之功，便称中医之术为"岐黄之术"，以彰其功。

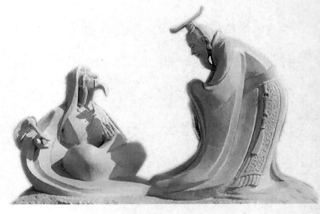

黄帝与岐伯

养生学宝典——《黄帝内经》

《黄帝内经》总结了先祖们的养生思想精华，第一次系统讲述了养生的理论和方法，提出人体要顺应春生、夏长、秋收、冬藏的生长变化的自然规律，只有顺应自然规律才能预防疾病、保持人体健康，是中国医学史上第一部养生学宝典。

思考

同学们，你们都会背节气歌吗？

在不同的时节天气下，想一想我们应该怎样注意身体健康、预防疾病呢？

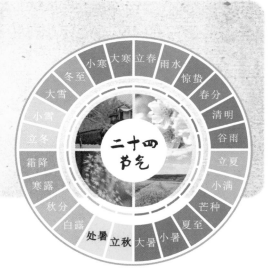

二十四节气图

关于生命的百科全书——《黄帝内经》

《黄帝内经》常常被简称为《内经》，是中医理论体系的奠基之作，蕴含着丰富的医学知识和养生方法，也是中国传统医学的源头，被称为"医书之祖"。《黄帝内经》有18卷，分为《素问》和《灵枢》各9卷，每卷9篇，每部共计81篇。

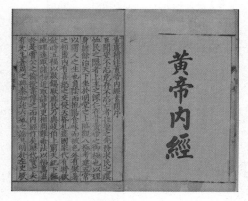

《黄帝内经》

《黄帝内经》围绕"生命"这一主题，教人从方方面面来认识和保护生命。除了医学内容，它还涉及中国古代的哲学、天文学、历法学、地理学、物候学、气象学、音律学、心理学、社会学、人文学等，内容磅礴，却条分缕析、杂而不乱。

文化陵园——黄帝陵

黄帝陵是轩辕黄帝的陵寝，位于陕西省延安市黄陵县城北桥山。

黄帝陵古称"桥陵"，是历代帝王和名人祭祀黄帝的场所。陕西北桥山一直是历代王朝举行国家大祭之地，保存着汉代至今的各类文物。陵前的"黄帝手植柏"距今5000余年，相传为黄帝亲手所植，是世界上最古老的柏树。

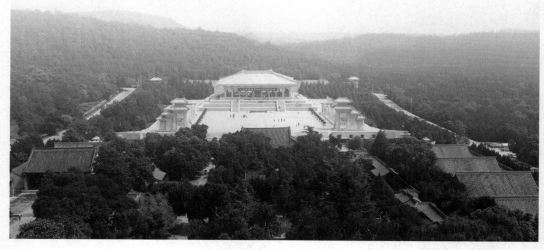

黄帝陵景区

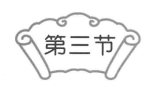
精诚大医孙思邈

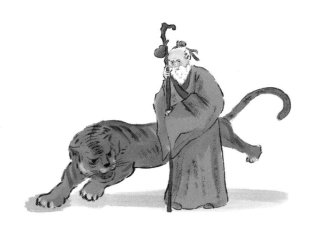

西魏大统七年（541年），在京兆府华原县（今陕西省铜川市耀州区），伟大的医药学家——孙思邈出生了。孙思邈自幼聪明过人，7岁即能日诵千言，能谈论道家的老子、庄子及百家学说，被人称作"圣童"。可孙思邈幼年时体弱多病，所以他18岁时开始研究医学，立志成为名医，解除百姓疾苦。20岁时，孙思邈开始为乡邻诊治疾病。孙思邈医学思想的形成以及一生成就的取得，与其饱览群书、广泛吸取各家优秀思想并且乐于实践有着密不可分的联系。

重医德的孙思邈

孙思邈在其论述医德的文章《大医精诚》中提出，对待病人时，无论其贫富贵贱、老幼美丑、关系远近、民族种族、智力高低，都

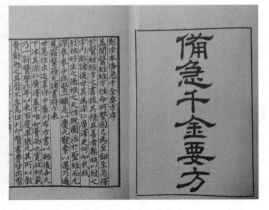

《备急千金要方》

应一视同仁，当作至亲来看待。同时，他还倡导不要轻易使用动物入药，这是基于对生命的珍爱。他认为，如果通过杀害动物的生命来挽救人类的生命，就会背离生命的真正意义。这种生命至上、众生平等的博大视角与胸怀，值得古今中外的所有医者，乃至我们每一个人，去用心感受、学习和发扬。

唐太宗曾多次召见孙思邈，要为他赐官授爵，都被他婉言拒绝。孙思邈一生行医著书、治病救人，让自己的生命熠熠生辉，也留下了"药王"的千古美名。

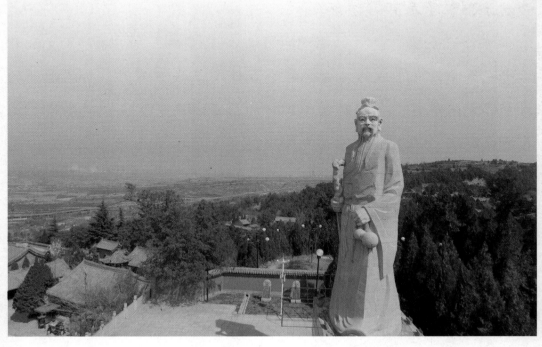

药王山孙思邈像

　　孙思邈认为习医之人必须"博极医源，精勤不倦"，要怀有"大慈恻隐之心"，立"普救含灵之苦"之志。孙思邈的高尚医德对你有什么启发呢？请同学们想一想，自己想要成为一个什么样的人。

医宗圣地——药王山

　　药王山位于陕西省铜川市耀州区城东 1.5 千米处，原名五台山，后因"药王"孙思邈长期隐居在此而得名，成为著名的医宗圣地。

　　药王山中石刻林立，其种类繁多、内容丰富，有诗文、题记、医方、图画等。

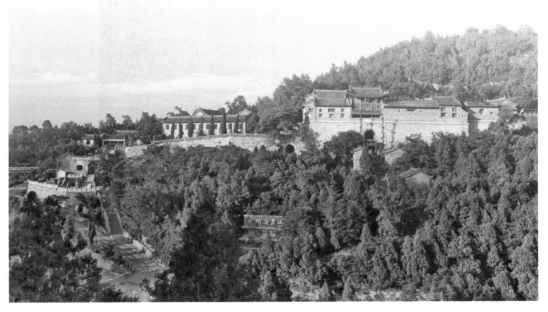

药王山

　　孙思邈的《备急千金要方》是综合性临床医著，集唐代以前的诊治经验之大成。后人将这本书的有效单方整理编写成《千金宝要》。明朝的王守中在1522年，将《千金宝要》中简单易行的方子刻在石碑上，并立于药王山。我们现在在药王山真人洞前看到的石碑，就是王守中当时刻的。

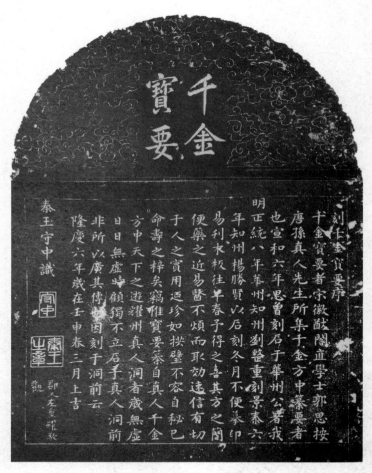

《千金宝要》石碑

人才济济

——仁心仁术的国医

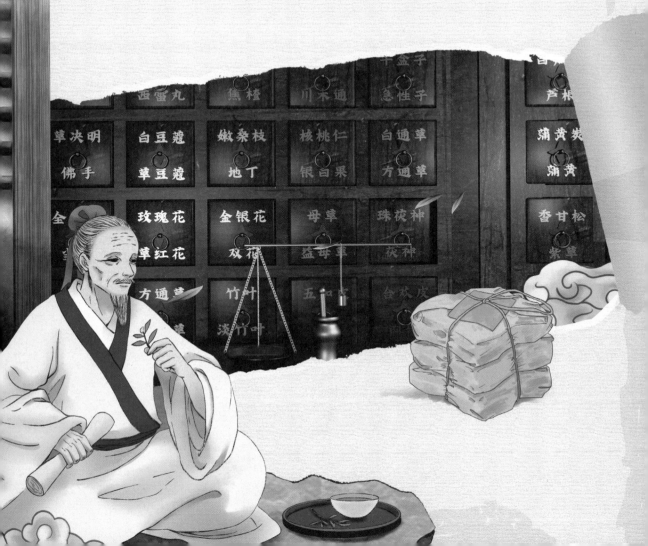

医道之大尚矣！其上医国，其下医人。

而身之所系，抑岂小哉？

《儒门事亲》

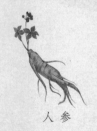

人参

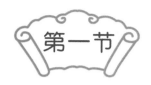

第一节

会透视的扁鹊

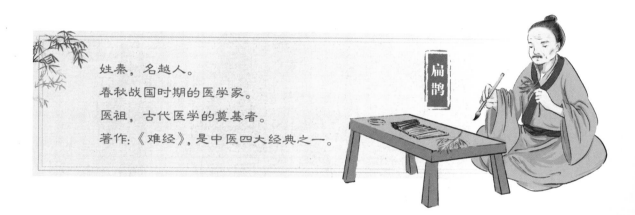

姓秦，名越人。

春秋战国时期的医学家。

医祖，古代医学的奠基者。

著作：《难经》，是中医四大经典之一。

扁鹊

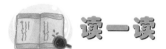

读一读

有一天，扁鹊在外出游历时，路过虢（guó）国，听到虢国太子突然死亡的消息。他向人打听后得知，太子是得了一种血气运行不畅的病，才会突然晕厥，不省人事，于是便向太子的医官详细询问了太子生病的经过和症状。由此断定太子没有死，并立下豪言说："我能让太子起死回生。"医官听后表示怀疑，因为他们不知道听听病情就可以治疗病人的说法是否可信，但扁鹊说服了虢君让他为太子治病。

扁鹊见到太子并摸脉后，更加确认太子没有死。后来经过扁鹊细致准确的诊疗，虢国太子竟然真的"起死回生"了。大家都惊叹于扁鹊的"特异功能"，说他能够看透人体。但扁鹊告诉大家，自己只是运用中医诊断方法，准确判断出病情，并进行了相应诊治，最终治好了疾病而已。

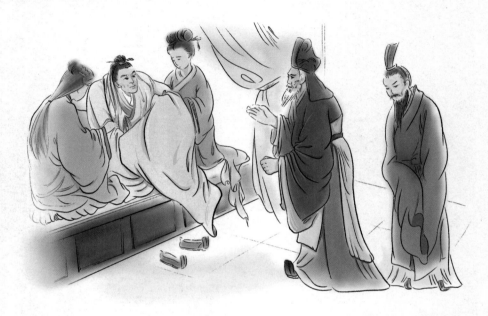

扁鹊见虢国太子

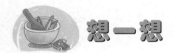 **想一想**

请大家仔细想一想，扁鹊真的有"透视"人体的特异功能吗？

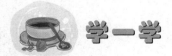 **学一学**

说扁鹊能"透视"，其实是一种比喻，只是为了突出扁鹊的医术高明。在给虢国太子看病时，扁鹊娴熟地运用中医的望、闻、问、

切4种诊断方法，就像有了一双能透视的眼睛一样，能判断疾病的症结在哪里。

那什么是中医所说的望、闻、问、切呢？

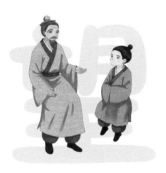

望：观气色

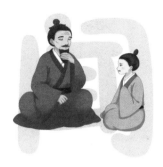

闻：听声息、闻气味

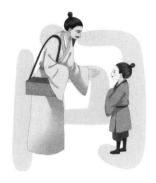

问：询问症状、病情

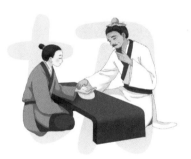

切：摸脉象

中医"四诊"图

知识拓展

扁鹊的"透视"与现代医学中的透视是完全不一样的。现代医学中的B超、CT、MRI等，是利用射线，透视到人的体内，让疾病无处躲藏。这也使古人的想法变成了现实。

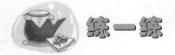 做一做

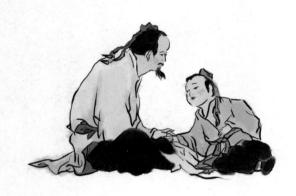

其实人眼根本"透视"不了人体，但医生可以通过望、闻、问、切的方法感觉身体内的变化，进而推测人体的健康状况，就好像能"透视"一样。比如可以通过摸脉搏来了解心脏跳动的频率。

脉搏次数多，证明心脏跳动得快；反之，则跳动得慢。

同学们可以相互摸一下脉搏，测算一下心率，仔细感受不同的人之间的脉搏有什么不同。

练一练

"望舌象"是中医望诊的重要内容。正常的舌象应该是"淡红舌，薄白苔"，分别指的是红润、有光泽的舌头和舌头上的一层白色薄膜。

同学们互相观察一下，看看舌象都是什么样的。

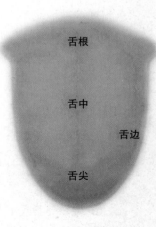

舌根

舌中

舌边

舌尖

舌象图

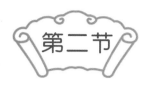

擅麻醉的华佗

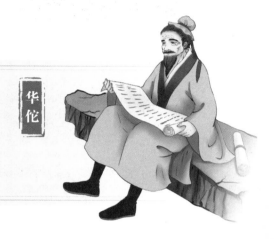

华佗

字元化，一名旉（fū）。
东汉时期的医学家。
外科圣手，外科鼻祖。

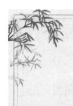

读一读

华佗是东汉末年著名的医学家。在魏、蜀、吴三国鼎立期间，战争不断，加上天灾祸乱，百姓流离失所，苦不堪言。军队的伤员和患病的百姓听说华佗医术高超，都纷纷前去求医。

在救治伤员的过程中，很多人因为剧烈的疼痛晕了过去。每次看到这些，华佗都痛心不已。为了寻找减轻手术痛苦的办法，他冥思苦想，不断尝试，在一次次失败中探寻、摸索有效的药物。有一次，华佗发现了一种名为洋金花（又名曼陀罗花）的植物，便摘了朵花放在嘴里尝，顿时感到头晕目眩，满嘴发麻。他又分别尝试了洋金

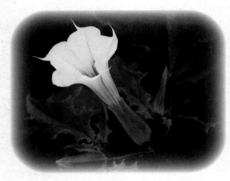

曼陀罗

花的叶、根、果，结果发现果的麻醉效果最好。之后，华佗又走访了很多医家，收集了一些有麻醉性能的药物。他将这些药物与洋金花配伍在一起，经过数次试验，不断地总结探索，终于配制出了世界上最早的麻醉剂——麻沸散。

"有了麻沸散，治病如神仙。"自从华佗制成麻沸散以后，很大程度上缓解了病人的痛苦，人们都夸华佗是"活神仙"。可惜的是，麻沸散的配方没有流传下来。

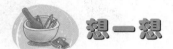

华佗发明的麻沸散比西方近代最早的化学麻醉剂早了 1600 多年。同学们想一想，"麻沸散"与现代医学所用的麻醉剂有什么不同？

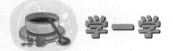

华佗除了在外科手术和麻醉方面做出的贡献以外，他还十分倡导养生。华佗分别模仿虎、鹿、熊、猿、鹤的形态、动作，创编了一套养生健身功法，名为"五禽戏"。"五禽戏"分为 5 部分：一名虎戏，是模仿虎扑动前肢的动作；二名鹿戏，是模仿鹿伸转头颈的动作；三名熊戏，是模仿熊伏倒站起的动作；四名猿戏，是模仿猿脚尖纵跳的动作；五名鹤戏，是模仿鹤展翅飞翔的动作。

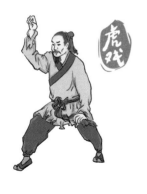

虎戏

虎步势：出洞势，发威势，扑按势，搏斗势。

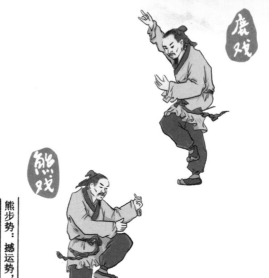

鹿戏

鹿步势：挺身势，探身势，蹬跳势，回首势。

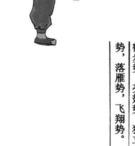

熊戏

熊步势：撼运势，抗靠势，推挤势。

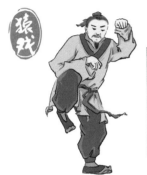

猿戏

猿步势：窥望势，摘桃势，献果势，逃藏势。

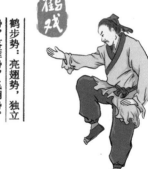

鹤戏

鹤步势：亮翅势，独立势，落雁势，飞翔势。

五禽戏图

知识拓展

导引与养生

　　导引是古代一种以肢体运动为主，配合呼吸、意念的强身健体方法，也称"道引"。最早见于《庄子·刻意》："吹呴呼吸，吐故纳新，熊经鸟申，为寿而已矣。"意思是呼出浊气，吸入新鲜空气，学习像熊和鸟一样的动作，达到长寿的目的。导引在春秋战国时期就已非常流行，我们现在知道的五禽戏、八段锦、易筋经都是导引。

做一做

华佗创制的五禽戏具有重要的历史价值和医疗价值，练习五禽戏，有利于强身健体。虎戏的具体做法如下：

自然站立，俯身，双手向前向下按地，身体用力向前伸，同时配合吸气。当伸到不能伸的时候，保持一会儿，然后身体慢慢回来，同时呼气。重复3遍。接下来双手先向左前，再向右前伸展，同时两脚后退，用力拉伸腰部，抬头面朝天，再低头向前平视。最后像老虎走路一样向前爬7步，再后退7步。

同学们，你们学会了吗？

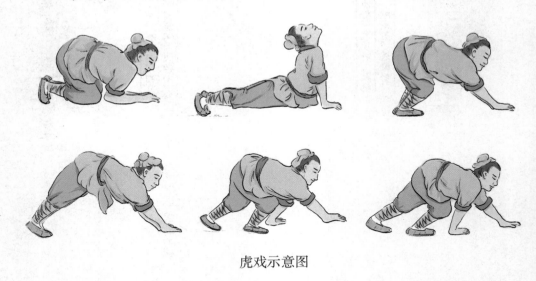

虎戏示意图

练一练

除了虎戏以外，其他的动作大家也可以自己学着做一做，之后还可以教给爸爸、妈妈，和家人一起锻炼身体。

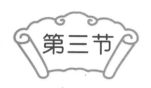

第三节

精医方的张仲景

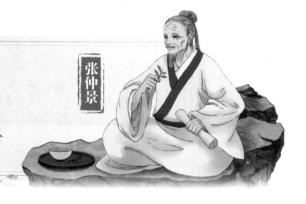

名机，字仲景。

东汉时期的医学家。

医圣。

著作：《伤寒杂病论》，是里程碑式
的中医学经典古籍。

张仲景

读一读

方书之祖

东汉末年，战乱与瘟疫肆虐，在不到 10 年的时间里，张仲景家族 200 多人中的很多人因为伤寒病去世。张仲景见此情景，痛下决心，潜心研究伤寒病的诊治方法。他一边给人看病，一边"勤求古训，博采众方"，历时近 10 年的时间，写成传世巨著《伤寒杂病论》。

《伤寒杂病论》创立了"辨证论治"的诊疗方法并被沿用至今，其所载的 269 个方剂涵盖了外感病、内伤病的治疗，多为经典名方。此书被后世医家誉为"方书之祖"，其中所载之方也被称为"经方"。

想一想

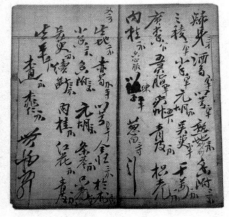

处方图

现代处方由古代处方衍化发展而来。同学们想一想，古人开的处方和现代处方在书写内容和格式规范上有哪些异同呢？

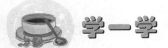 **学一学**

由1味药或多味中药组合，用来治病的药方，就是医方。根据药物在医方中的不同作用，可以分为君药、臣药、佐药、使药。君药起主要的治疗作用；臣药增强君药的效果，治兼症；使药配合君药，兼顾次症；佐药有引导、调和的作用。君、臣、佐、使各药间相互配合、相互制约，共同发挥作用，达到治疗疾病的效果。

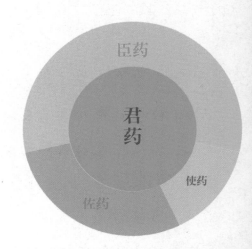

君臣佐使药的示意图

做一做

《伤寒杂病论》中有一方，名黄连阿胶汤，由黄连、黄芩、阿胶、白芍、鸡子黄共5味中药组成，可以治疗顽固性失眠、口腔溃疡等。

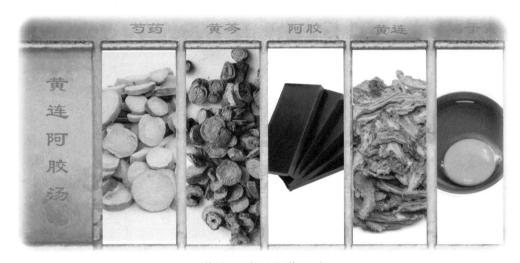

黄连阿胶汤方药组成

因为黄连阿胶汤的做法较为复杂，我们现在来学习做一款简单的清凉消暑饮品。

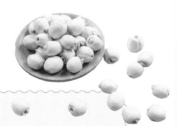

莲子汤

食材：莲子300克，冰糖适量。

制作方法：先将莲子用清水浸涨，去衣去心，放入锅中，加水1大碗，盖上盖，大火烧开后，撇去浮沫，转小火煮至莲子酥软，放入适量冰糖。晾凉，或者置于冰箱冰透。

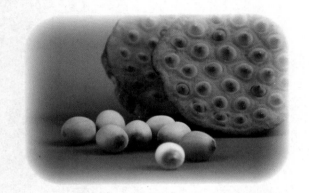

莲子有清心除烦的功效，炎炎夏日，更能消解暑热。

在制作过程中一定要注意安全，防止被烫伤。

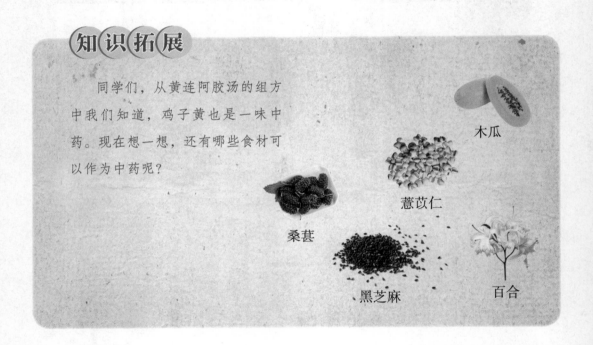

知识拓展

同学们，从黄连阿胶汤的组方中我们知道，鸡子黄也是一味中药。现在想一想，还有哪些食材可以作为中药呢？

木瓜

薏苡仁

桑葚

黑芝麻

百合

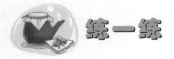

练一练

如果家中有人生病，对于医生开出的中药处方，同学们可以向医生请教煎制中药的方法，并帮助家人熬药。

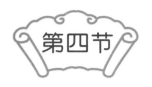

辨本草的李时珍

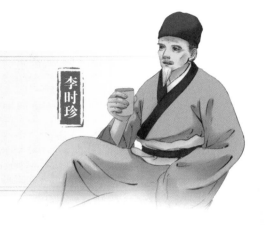

字东璧，号濒湖山人。
明代著名的医药学家。
药圣。
著作：《本草纲目》，是一部系统、
完整、科学的药物学著作。

李时珍

 读一读

李时珍出身于医学世家，自幼喜欢钻研医学，尤擅长本草学。

李时珍在行医中发现，当时的本草书中有很多问题，比如药名繁杂、药物分类混乱，不易查找，特别是一些药物记录有误。但当时的医家都认为本草学已经很完善了。因为从汉朝的《神农本草经》到宋朝的《经史证类备急本草》，收藏的药物从 365 种增加到 1558种，到明朝时已经使用了千年之久。

但李时珍决心修正本草书中存在的各种错误，重新编纂一部本草书籍。因此他从太医院辞职，躬亲实践，走遍了大半个中国，不

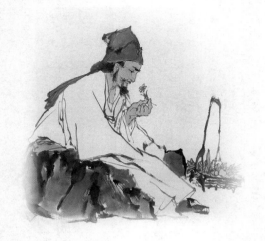

辞辛苦地拜访渔人、樵夫、农民、药工、捕蛇者等，亲自考察、验证和收集药物标本和处方。历经27年，终于完成了《本草纲目》初稿。后又经过10年3次修改，于1596年终于在金陵（今江苏省南京市）正式刊行。这时李时珍已经去世3年了。

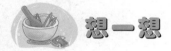 **想一想**

同学们，你们知道《本草纲目》中"本草"的含义吗？

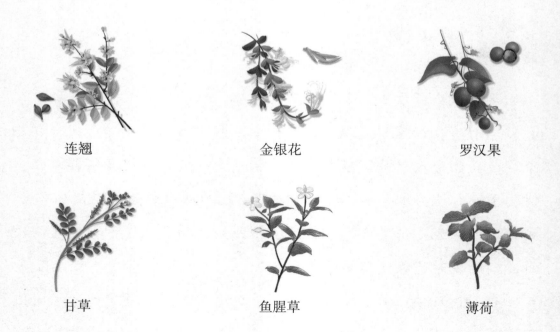

连翘　　　　　　金银花　　　　　　罗汉果

甘草　　　　　　鱼腥草　　　　　　薄荷

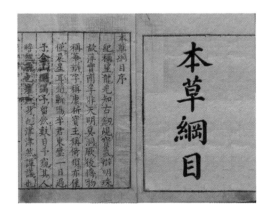

学一学

《本草纲目》全书有 200 多万字，共收载药物 1892 种（其中新增 374 种），辑录医方 11096 个，附药物形态图 1100 余幅。这部伟大的著作，吸收了历代本草著作的精华，尽可能地纠正了前人的错误，补充了不足，并且还有很多重要的发现和突破，是 16 世纪之前中国乃至世界最为系统、完整、科学的一部医药学著作。

《本草纲目》

《本草纲目》不仅为中国药物学的发展做出了重大贡献，而且对世界医药学、植物学、动物学、矿物学、化学的发展也产生了深远的影响。其先后被译为日、法、德、英、拉丁、俄、朝鲜等 10 余种文字在国外出版，被誉为"东方医药巨典"。

知识拓展

李时珍所著的《本草纲目》，对 16 世纪以前我国药物学进行了相当全面的总结，是我国药学史上的里程碑。除了《本草纲目》外，李时珍的《濒湖脉学》和《奇经八脉考》也是学习脉学的必读医籍。同学们有兴趣可以去查看阅读。

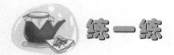 做一做

　　除了记载药物，《本草纲目》中还有62首粥方，其中有"大米粥"的做法：准备大米100克，白砂糖适量。将大米淘净，放入锅中，加清水适量，煮为稀粥服食。

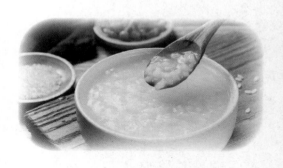

喜好甜食者，可加适量白糖同煮服食。这个粥方补中益气，对脾胃亏虚、消化功能薄弱者尤佳。

　　同学们，学着为家人做一顿温暖的"大米粥"吧！

练一练

　　学习之余，帮父母做做家务，为家里人煮一碗粥，真是暖心又暖胃！

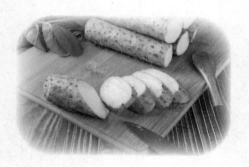

山药粥

　　食材：山药、小麦面粉各100克，葱、姜适量，红糖少许。

　　煮制方法：将山药去皮，洗净，切薄片，捣为泥糊状，放锅中加水煮沸后，下小麦面粉调匀，再放入葱、姜及红糖等，煮成粥即可服用。

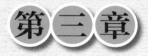

DISANZHANG

第三章

寻踪觅迹
——中医的诊断技巧

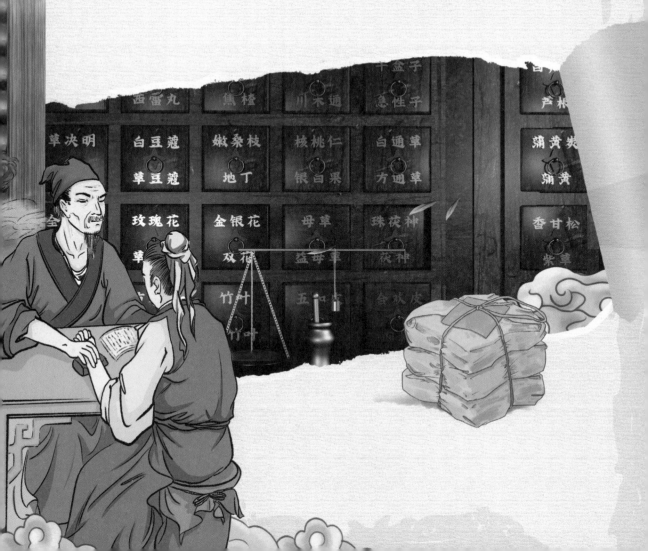

良医则贵察声色，神工则深究萌芽。

《千金翼方》

枸杞

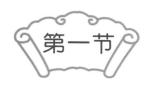

察"颜"观色——望

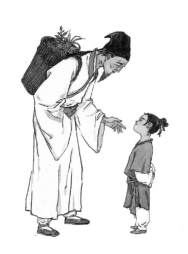

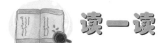 读一读

有一次，名医扁鹊来到齐国，齐国君主齐桓公宴请了他。

席间，扁鹊发现齐桓公脸色非常不好，断定他有病，便对齐桓公说："大王，你有病在肌肤，如果不及时治疗，恐怕病情会加重。"可是齐桓公认为自己没有任何不舒服的地方，况且自己与扁鹊只是初次见面，便觉得扁鹊是在信口开河，非常不以为然。

数日后，扁鹊再次见到齐桓公时，对他说："大王的病已到了血脉，如果还不治疗，病情会更加严重。"齐桓公不高兴，心想："什么名医，非说我有病，真是让人厌烦！"

又过了数日，扁鹊再次见到齐桓公，对他说："大王的病，如果还不治就来不及了！"这次惹怒了齐桓公，他愤然起身离去了。

又过了些时日，齐桓公再次遇见了扁鹊。他本想上前取笑一下扁鹊，但扁鹊远远地看了一眼齐桓公，便转身跑掉了。

没过几天，齐桓公突然病情加重。他想起扁鹊的话，十分后悔，赶快派人去请扁鹊，而扁鹊早在几天前就离开齐国了。

齐桓公终因耽误了治病时机而死。

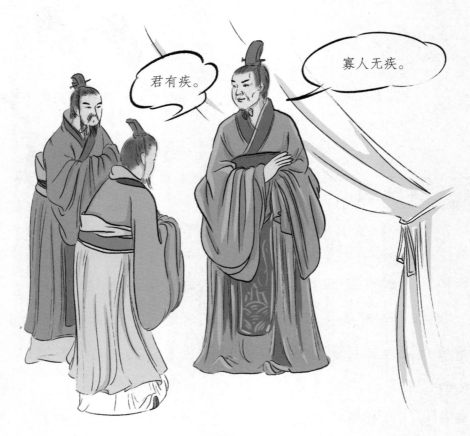

扁鹊见齐桓公

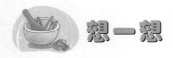 **想一想**

同学们，扁鹊为什么只是通过看齐桓公的脸色就断定他有病呢？

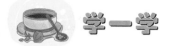 **学一学**

《灵枢·本藏》中说："视其处应，以知其内脏，则知所病矣。"说明观察人体外部的各种表现及其变化，便可测知脏腑功能强弱和发病部位、性质。望诊，就是指这种中医诊病技巧，具体来说，是指医生通过观察病人的神（精神）、色（面色）、形（体形）、态（举止）等，再根据收集到的信息，做出有关疾病的诊断。

知识拓展

神、圣、工、巧

《难经·六十一难》说："望而知之谓之神，闻而知之谓之圣，问而知之谓之工，切脉而知之谓之巧。"

说明掌握了中医的望、闻、问、切这4种基本的诊断方法，就可以称为"神圣工巧"。

望诊居四诊之首，如能掌握要领，可以望而洞悉病情。《难经》认为这是高明的医生，相传扁鹊有此本领。如果说仅仅掌握了望诊的技术就能够有"出神入化"的治病效果，未免有些夸张，但望诊能够作为四诊之首也足以说明中医对望诊技巧是推崇备至的。

做一做

人的面部颜色与光泽的变化，可以反映健康状况和疾病的发展变化。健康人的脸色应该是"红黄隐隐，明润含蓄"，也就是指面色微黄、红润有光泽。

青
营养不良或失血过多

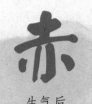
赤
生气后

白
气血循环不好或受寒

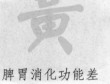
黄
脾胃消化功能差

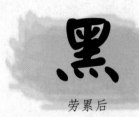
黑
劳累后

中医面色反映的人体状况

同学们相互观察一下面色，对比一下彼此的面色，看看有什么不同。

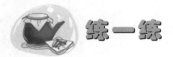 练一练

望神也是望诊的重要内容，如果神志清楚、语言清晰、目光明亮、反应灵敏，称为"有神"；如果精神萎靡、表情淡漠、目光呆滞、反应迟钝，甚至神志不清，称为"无神"。

有神是健康或病情轻的表现；无神说明病情较为严重，预后不佳。

同学们可以仔细观察自己健康时的神态，并做记录，然后在生病时对比一下自己的状态，看看有什么不同。

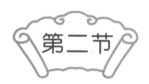

第二节

追寻气息的踪迹——闻

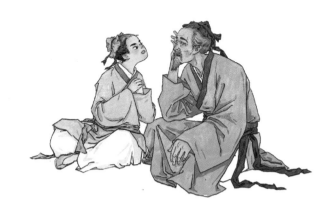

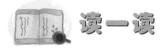

读一读

　　张仲景年少时跟随张伯祖学习医术。一天，有病人来看病，此病人唇焦口燥、高热不退、精神萎靡，交谈时口中带有非常浓烈的臭味。张伯祖一闻便知是"便秘"所致，需要用泻下的药帮助病人排出大便。但是病人身体虚弱，如果使用泻药，身体可能会受不了，张伯祖一时竟没了主张。一直在旁边的张仲景想到了一个办法：把蜂蜜倒在铜碗里，一边用小火加热，一边搅拌，直至将蜂蜜熬成黏稠的团块。待其稍微冷却，把它捏成一头稍尖的细条状，将尖的那端塞进病人的肛门。张伯祖同意了这种治疗方法。病人照做以后，一会儿就拉出腥臭的粪便，病情也好了大半。

　　这就是世界上最早的药物灌肠法。多年后，张仲景在著述《伤寒杂病论》时，将这个治法取名为"蜜煎导方"。

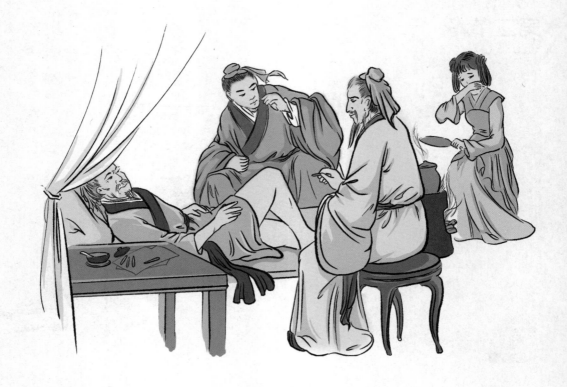

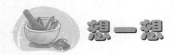 **想一想**

同学们，你们知道张伯祖是如何通过闻气味来确定疾病，进而进行治疗的吗？

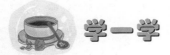 **学一学**

人体的各种声音和气味，都是在脏腑活动变化过程中产生的。闻诊，是医生利用听觉和嗅觉收集病人的有关病情信息，判断病症的一种方法。闻诊包括听声音和嗅气味。

听声音，是指运用听觉诊察病人的语言、呼吸、咳嗽、呕吐等，来判断其身体的健康状态。而闻"声"的第一步就是要听发声。正常人说话发声自然，声调和畅、柔和圆润，语言流畅，而生病的人说话时言语低微、语出无力。

嗅气味，就是依据病人的身体及排泄物散发出来的气味来辨别疾病。如说话有口臭，一般是消化不良；如有烂苹果气味，多属糖尿病危重患者。

身体的声音和气味可以反映人体的健康状况，让医生有迹可循。

知识拓展

闻"声"识健康

中医把肺比作一口大钟。当急性发病时会出现突然失声、声音嘶哑的症状，这时肺就好像"铁秤砣"一样，空有钟的样子，但是不会发出什么声音，这种状况被称为"金实不鸣"；病情反复出现或持续失音，说话多时会加重，就像一口大钟被撞破了一个大洞，很难发出好听的声音，这种状况被称为"金破不鸣"。

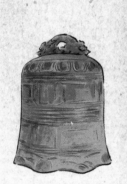

金实不鸣

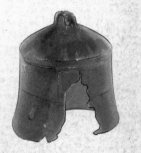

金破不鸣

想一想，我们身体里面还有哪些声音可以反映健康状态。

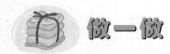 **做一做**

咳嗽，是生活中最常见的一种疾病症状。根据咳嗽声音的不同，可以辨别不同的疾病。

如果有家人感冒了，同学们可以根据医生给出的诊断，听听咳嗽的声音，看看有什么不同。

证型	症状	
	咳声	痰
风寒感冒	重浊有力	色白、清稀
风热感冒	声音嘶哑	色黄、黏稠

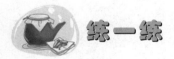 **练一练**

生病时，说话声、呼吸声以及气味都会发生改变。

留意周围生病的人，看看他们生病时都会有什么气味和声音上的变化。

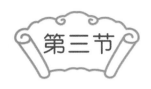

第三节

说出你的"小秘密"——问

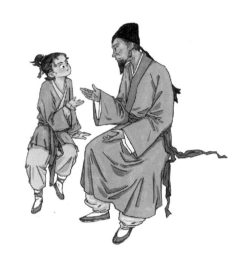

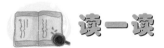

　　清朝时有位何夫人，入冬时常常生病，还会出现腹胀、呕吐等症状。最初何夫人自己进行调理，病非但没有好，反而加重了。陆陆续续请了好几个医生，都认为是因虚劳损伤所致。但是按照这样治疗，病却越来越严重了。最后医生们都认为是绝症，摇着头说治不好了。

　　她的家人请来当时著名的医家王孟英诊治。王孟英在询问病情时，比先前的几位医生问得更细致，尤其对二便问了很多。得知病人的具体情况：喜欢饮水，但不喜欢吃饭；痰多，爱生气；小便短、热、涩，泡沫很多；大便湿热黏腻，一天要排便10余次。最后又结合脉象综合判断，王孟英认为，是脾胃虚弱、体内郁热所致，给病人开了药方。病人服药4剂后，就有了食欲，很想吃东西，小便通畅，大便次数也减少了。经过治疗后，病人竟然能够拄着拐杖下地行走了。

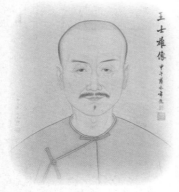

王士雄（1808—1868年），字孟英，清代著名医学家，著书《温热经纬》。他对温病学术理论体系贡献巨大，被誉为"温病四大家"之一。

王孟英

 想一想

同学们，为什么医生要详细询问病人的所有情况，甚至是"爱生气"这种小细节呢？

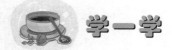 **学一学**

疾病的有些症状是可以通过望诊、闻诊知道的，但有些症状不易直接获得，需要医生通过问诊获取线索。问诊在诊断学上非常重要，被视为"诊治之要领，临证之首务"。

问诊是指中医采用对话的方式，向病人询问疾病相关问题，并借此诊断疾病的方法。

问诊的内容包括病人的自我感觉、病人过去的病史、家族成员的疾病史等。

做一做

《十问歌》言简意赅，高度概括了问诊的基本内容。学习诵读《十问歌》后，同学之间分别扮演医生与病人，模拟医生问诊的场景进行练习。

知识拓展

十问歌

问诊首当问一般，一般问清问有关。

一问寒热二问汗，三问头身四问便。

五问饮食六问胸，七聋八渴俱当辨。

九问旧病十问因，再将诊疗经过参。

个人家族当问遍，妇女经带病胎产。

小儿传染接种史，痧痘惊疳嗜食偏。

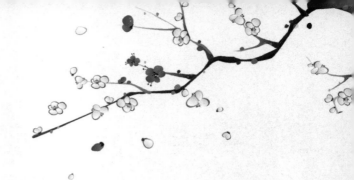

君何不适？

始痛何时？

年方几何？

身发热乎？

汗乎？

有旧疾否？

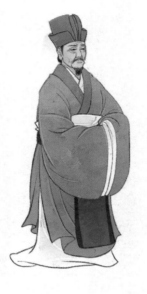

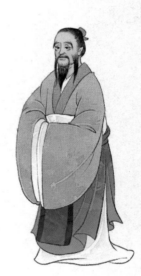

头痛欲裂！

昨夜二更许。

三十有四。

热，畏冷。

无汗。

否。

 练一练

如果家里有人生病了，可以试着问问病人都有什么不舒服的地方，与医生的问诊过程进行对比，发现自己问诊的缺漏之处。

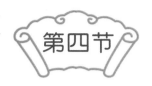

第四节

探寻脉搏跳动的密码——切

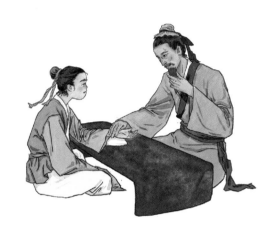

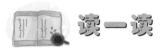 读一读

　　唐太宗的长孙皇后怀孕已经10个多月，非但不能分娩，反而患了重病，卧床不起。虽然经过不少太医的诊治，但病情一直不见好转。唐太宗愁锁眉头，坐卧不宁，遍寻名医而不见效，最后找到了孙思邈。

　　孙思邈在给长孙皇后看病时犯了难，因为古代医生给宫内女性看病时，大都不能够接近身边。孙思邈苦思冥想后有了办法。他先是叫来皇后身边的宫女细问病情，并要来太医的病历认真审阅，根据这些情况，做了详细的分析研究，基本掌握了皇后的病情。然后，他取出一根红线，让宫女把线的一端系在皇后的右手腕上，另一端从竹帘拉出来。孙思邈捏着线的一端，在皇后房外开始"悬丝诊脉"。没多大工夫，孙思邈告诉周围的人说：长孙皇后的病是因为胎位不顺而起，只要在中指的穴位上扎一针便可痊愈。经过孙思邈的治疗，长孙皇后的病痊愈了，并顺利生产，母子平安。

实际上古代并没有"悬丝诊脉"这一说法，用"隔纱诊脉"形容会更为准确。

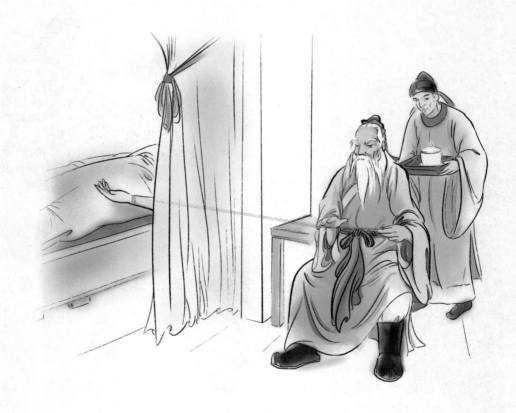

悬丝诊脉

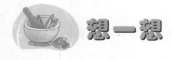 想一想

同学们想一想，在这个故事中，孙思邈利用了中医的哪个诊断方法呢？

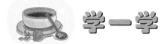

孙思邈"悬丝诊脉"的典故，利用的就是切脉的原理。但中医典籍中没有"悬丝诊脉"相关内容的记载，这只是后人的一种艺术加工，主要是为了体现孙思邈医术的高超。

切脉，是中医学中一种独具特色的诊断方法，是指医生用手指按病人的脉搏，感知脉动应指的变化传递的信息，以了解病情、诊断疾病。

知识拓展

寸口诊法

自扁鹊提出"诊脉独取寸口"后，寸口诊法就成为诊脉的主要方法。寸口位于手腕后高骨（桡骨茎突）处，分寸、关、尺3部。"高骨为关"就是以桡骨茎突为标记，其内侧部位为关，关前为寸，关后为尺。

诊脉下指时，用中指按关脉部位，食指按寸脉部位，无名指按尺脉部位。

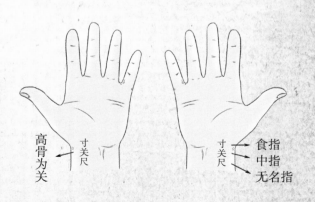

做一做

正常人的脉象是和缓有力的。每个人的脉象都有差别，同学们可以对比一下男生与女生的脉象有什么不同，也可以观察一下自己运动后和运动前的脉象有什么不同。

 练一练

李时珍在《濒湖脉学》中写道："浮脉：如水漂木。""沉脉：如石投水，必极其底。"

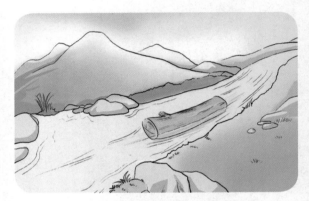

浮脉的脉象：如水漂木

同学们可以结合图片所示，思考以下问题："浮脉"与"沉脉"的脉象有什么不同？仔细揣摩相应的手指下的感觉。

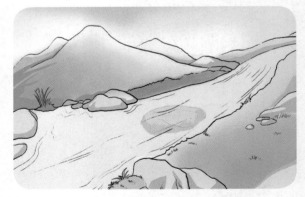

沉脉的脉象：如石投水，必极其底

追根溯源
——复杂多变的病因

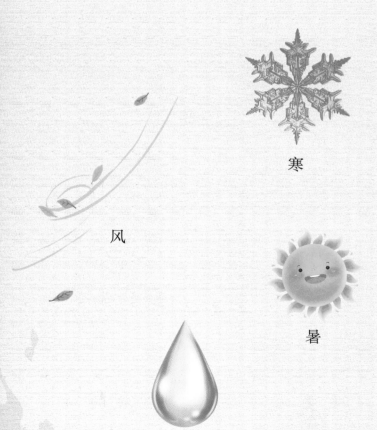

寒

火

风

暑

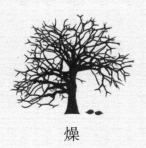

燥

湿

药能活人，亦能杀人，生死关头，间不容发，可不慎欤！

《白喉治法要言》

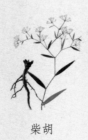

柴胡

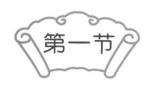

天气变化——外感六淫

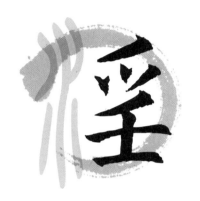

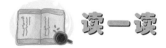 读一读

袭人感冒因风寒

感冒，在现代和古代都是一种常见病，只是名称不太一样。古代说的"伤风""冒风""冒寒""风寒"都是感冒，如在《红楼梦》中就有相应的描写。

有一年冬天，袭人因家人要赎回自己而忧郁不快。宝玉听说后便来安慰袭人，两人说得兴起，不知不觉就到半夜了。后在秋纹的催促下，两人才去睡觉。

第二天早上，袭人起床时，感觉身体发沉，头疼、目胀，四肢火热、发烧。开始还想起来走走，但实在起不来，只好和衣躺下。

宝玉见袭人生病，十分着急，告诉了贾母，请来医生诊病。医生看过之后说："是风寒感冒，没什么事，吃两副药就能好。"便开了药方，让人煎好送来。袭人喝完药，又按医生嘱咐躺好，盖上棉被发汗。

李嬷嬷不知道袭人生病，见袭人躺倒不干活，没缘由地大骂袭人。袭人无端挨了骂，心中郁闷，身体也就更加不舒服，还好吃了医生开的药，就迷迷糊糊睡着了。

一觉之后，因夜间出了汗，袭人觉得身体清爽了不少，喝了些米汤，躺着静养。宝玉来了见袭人病情好转，这才放心。

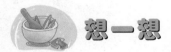 **想一想**

同学们想一想，自己曾经得感冒的原因是什么？《红楼梦》中袭人得重感冒的原因——"风寒"又是什么，它和天气变化有关系吗？

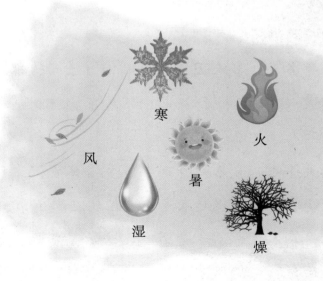

学一学

　　"风寒"，就是指"风邪"和"寒邪"。人们常说"受风了""着凉了"，这个"风"就是"风邪"，具有变化无常和发病急骤的致病特点；"凉"就是"寒邪"，就像寒冷的冬天一样，会损伤人的阳气。天气突然变化，"风邪"携带"寒邪"入侵人体，人就有可能受"风寒"而生病。

知识拓展

六淫与六气

　　六气，是指风、寒、暑、湿、燥、火这6种正常的自然界气候。一年四季对应不同的气候，即春风、夏暑和火、秋燥、冬寒、长夏（农历六月）湿。

　　六淫，简单地说，就是非正常的六气。当天气变化不能与季节同步时，如夏天应热反凉、冬天应寒反热等，或天气变化过于急骤（如寒流来袭、气温急降），身体不能适应，可导致疾病的发生。这些情况下的六气，就称为外感六淫。

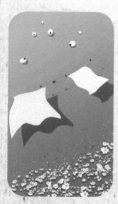 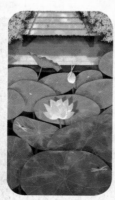 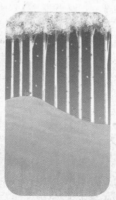 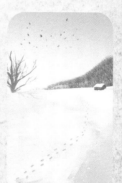

春天：风　　　夏天：暑、湿、火　　　秋天：燥　　　冬天：寒

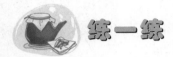 **做一做**

同学们可以在老师的指导下，查询春季气候变化所引起的疾病种类有什么不同。

练一练

天气变化，感受风寒后非常容易感冒。如果出现轻微的发热或咳嗽，可以用姜茶来治疗：老姜10克、大枣5枚、红糖15克，加水煎煮20分钟后趁热饮用，既能祛除风寒，又可预防感冒，味道也不错。

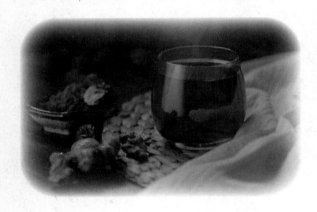

同学们试着做一杯姜枣茶，给生病的家人以最贴心的关怀吧!

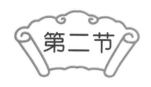

第二节

瘟疫流行——时疫侵袭

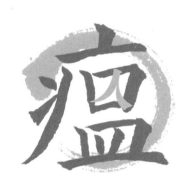

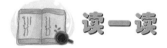

读一读

大头天行普济消

1202 年，李东垣去河南做官。没多久，当地就爆发了瘟疫。春天气候干燥，很多人得了瘟疫，刚开始时的症状与感冒差不多，发热怕冷，浑身无力。随着病情的发展，多数病人又出现新症状——头面肿大，严重的眼睛都睁不开，甚至有很多人病死了。

疫情蔓延开了，越来越严重。有些地方十室九空，几乎一村子人都死掉了，人们都不敢出门。

瘟疫肆虐，但当时的医生们都束手无策，因为试了很多医方，疗效都不好，只能任凭疫情发展蔓延。人们苦中作乐，给这个病起了一个相当形象的名字，叫作"大头天行"。

作为地方官的李东垣不能视而不见，决定要解决这个要命的瘟疫。他走访了许多患者，见他们躺在床上，头面肿大，呼吸困难，病情危笃。李东垣一边翻阅藏书，一边思考如何用药，经过苦思冥想，最终写出一首方子。

许多病人服药后，慢慢地有了胃口，开始想吃东西。没过几天，症状逐渐消失，"大头"没了，病人痊愈了。方子疗效非常好，简直就是"灵丹妙药"！消息传开，来求方子的人络绎不绝。李东垣让人把方子刻在各村路口，方便人们传抄。这首方子就是非常著名的"普济消毒饮"。

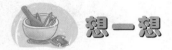 想一想

"大头瘟"是因为病人的主要症状表现为头面肿大，有时甚至脸肿得连眼睛都睁不开，因而得名。同学们想一想，你还知道哪些病是以症状命名的呢？

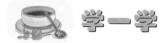 学一学

"大头瘟"属于瘟疫一类。瘟疫具有以下特点：①发病较快。有时上午感染，晚上就开始发病。②传染性强。无论身体健康还是虚弱，感染后多可发病。③症状基本一致。容易出现面腮部肿胀疼痛，不能进食。④有时可获得免疫力。有的瘟疫痊愈后身体可能会获得一定的免疫能力，不会再被感染。

古人认为，瘟疫可以通过疠气传播，通过口、鼻入侵身体；也可以因饮食不洁、蚊虫叮咬、皮肤接触等方式传染。如流行性腮腺炎、霍乱、出血热、鼠疫都属于此类疾病。

知识拓展

天花、人痘与疫苗

天花是一种由天花病毒引起的烈性传染病，曾在全世界流行，传染性强、病死率高，对人类危害极大。

我国人痘术的发明，给人类战胜天花带来了希望，从而揭开了免疫学的最早篇章。

中国中医迈出了第一步，成为世界免疫学的先驱。早在宋朝，中医就开始应用"人痘"接种预防天花。古代的种痘法有4种：一是痘衣法，二是痘浆法，三是旱苗法，四是水苗法。早期种痘的疫苗危险性很大，后来经过改进，发明了熟苗法。这种方法比较安全，符合现代疫苗制备的原理。

1979年10月26日，世界卫生组织宣告：严重危害人类健康的天花，已在全世界被彻底消灭了。这是人类医学史上最为光辉的一页，在这辉煌的业绩中，耸立着中医高超医术的丰碑。

做一做

同学们都知道"水痘"这种疾病吧？水痘也是用症状命名的疾病，也是一种瘟疫。同学们想一想，如果有同学得了水痘，其他同学应该做些什么呢？又如流感爆发时，同学们又该怎样做呢？

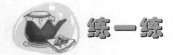 **练一练**

艾条点燃后，其产生的艾烟可对室内空气起到消毒灭菌、祛除异味的作用。同学们可以在父母的陪同下点燃艾条，熏蒸房间20分钟。不过，操作完后一定要熄灭艾条，注意防火。

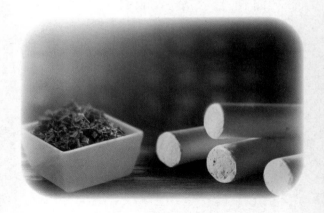

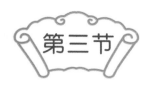

第三节

乐极生悲——七情内伤

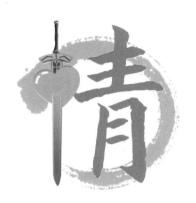

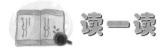

范进大喜致癫狂

清代长篇小说《儒林外史》中记载了一个秀才中举人的故事——范进中举。

范进年过半百仍然是个秀才，在参加乡试时屡次考试都不中，平日里备受别人嘲笑。在被家人痛骂之后，他瞒着家人，到城里参加乡试。

这天，家里的米吃完了，范进去集市准备把鸡卖掉，再买些米回来。才出去没多久，就有中举的消息传来。邻居找到范进，告诉他中举的消息，让他赶紧回家。范进三步并作两步往家赶，刚到家门口，见喜帖已挂出来了，上面写着："捷报贵府老爷范进高中广东乡试第七名。"

范进看了一遍，又念了一会儿，突然两手一拍，大笑一声："哈哈，我中了！"说着，身体向后倒地，牙关紧咬，不省人事。家里人慌了，不知所措。有人用凉水倒在范进脸上，范进醒过来后，开始不停地拍手大笑："哈哈，我中了！我终于中了！"一边大笑，一边向外飞跑，众人都吓了一跳。范进跑出大门没多远，一脚滑倒在水塘里，挣扎着站起来，头发也散乱了，两手黄泥，淋淋漓漓一身的水。

范进就这样浑身沾着泥水，一路拍着手笑着跑到了集市。众人大眼瞪小眼，一齐道："原来新贵人欢喜疯了。"

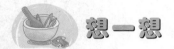 **想一想**

范进中举人，非常高兴，但为什么会疯了呢？这是不是就是所谓的"乐极生悲"呢？

乐极生悲

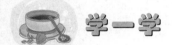 **学一学**

七情是指喜、怒、忧、思、悲、恐、惊7种正常的情绪活动。

突然强烈或长期持久的情绪刺激，会使人体功能紊乱，脏腑气血失调，从而导致疾病的发生。这种情况被称为七情内伤。

七情由人体内产生，伤害比从外界入侵的病邪更直接，也更严重，会直接伤害脏腑。脏腑受伤，反过来又影响七情，如果不能及时治疗，会出现恶性循环。

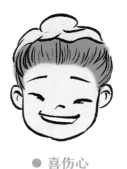

● 喜伤心

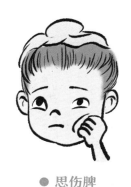

● 思伤脾

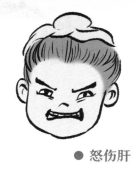

● 怒伤肝

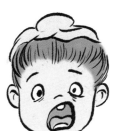

● 恐伤肾

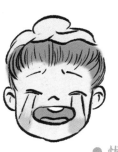

● 忧伤肺

知识拓展

否极泰来

"否（pǐ）"和"泰"是《易经》中的两个卦象，"否极泰来"的意思就是物极必反。中医学常认为，事情的发展有一个极限，当到达了极限就会向相反的方向发展。如开心大笑到极限时，就会哭泣；悲伤到极限时，也会大笑、唱歌。

诗仙李白曾说："人生得意须尽欢。"这是人生的一种豁达。事情的发展总是不断变化的，起起伏伏，就好像是爬山，有高峰，就有低谷，在山顶时，就要极目远眺；在低谷时，就要努力攀登。

所以人在成功时，更要谨慎，不可得意忘形；在失败时，更要忍耐与努力，因为冬天到了，春天也就不远了。

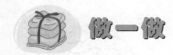 **做一做**

当心中有愤怒或不满等不良情绪时，需要自己主动调节，使不良情绪消散，避免钻牛角尖。这时可以尝试转移自己的注意力，如听喜欢的音乐、踢一场足球、再看一次喜欢的电影、再玩一次游戏等。

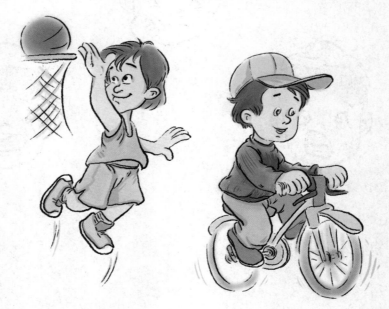

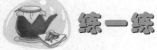 **练一练**

有一种草叫忘忧草，也就是我们常说的黄花菜。它是百合科多年生草本植物，有消食、明目、安神等功效。同学们可以取适量的干黄花菜，泡发以后凉拌食用，看看它是否有解愁忘忧的功效。

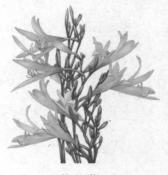

黄花菜

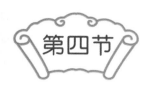

第四节

病从口入——饮食所伤

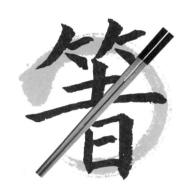

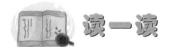
读一读

饮食过量脾胃伤

明朝时，有一对老夫妻因晚年得子，所以对小孩十分宠爱。小孩在饮食上从来不知道节制，每天大鱼大肉，吃喝不断。一天小孩在吃东西时，突然肚子痛，肚子胀得像个小鼓，连续好几天也不大便。老夫妻二人心急如焚，不知该怎么办，就请李时珍前来诊治。

李时珍详细问了病情，对老夫妻二人说道："这是吃得太多，吃伤了。"李时珍开了一副开胃消食的方子，然后叮嘱道："吃这药的时候，要先饿他一天。"老夫妻俩十分不解："不吃饭会饿坏的。"李时珍笑道："吃得太多，肠胃没时间休息，会累坏的。饿一天，让肠胃休息一下，就会好了。"老夫妻俩点头称是，回去按照李时珍的方法给孩子服药调理，3天后孩子又生龙活虎起来了。

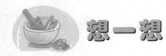 想一想

小孩子暴饮暴食、不知节制，使脾胃负担过重，影响脾胃功能运转，最终会产生疾病，所以李时珍用饥饿的方法让脾胃恢复正常。同学们想一想，在日常生活中，自己的饮食习惯是什么样的？有没有暴饮暴食或其他不好的饮食习惯？有没有因为吃东西引起腹痛或腹泻的情况呢？

学一学

食物是人体生命活动所需营养物质的重要来源，但饮食要有一定的节制。当饮食失调影响了脾胃，导致脾胃功能失调时，称为"饮食所伤"。饮食所伤的原因包括暴饮暴食、饮食不卫生等，也就是中医所说的饮食不节与饮食不洁。

饮食不节

饥饱失常：长时间不吃东西、节食减肥；总吃得过饱。

饮食规律失常：长时间不按时吃饭。

饮食不洁

不干净的食物：霉变、过期、变质、农药残留的食物等。

有毒的食物：有毒的蘑菇、被寄生虫污染的食物等。

知识拓展

饮食偏嗜

饮食偏嗜作为致病因素，是指因专食某些食物或特别喜好某种性味的食物而导致某些疾病的发生。如饮食偏寒偏热，或饮食五味有所偏嗜等，久之可因某些营养物质缺乏而引发病患。

1. 寒热偏嗜。一般而言，良好的饮食习惯要求寒温适中。若过分偏嗜寒热饮食，可导致人体因阴阳失调而发生某些病变。如偏食生冷寒凉之品，久则易于耗伤脾胃阳气。

2. 食物偏嗜。看到自己喜欢吃的食物，就吃个不停；遇到不喜欢吃的，则一口不动。若专食一类食物，久之会因为营养不均衡而影响身体健康。如过食肥甘厚味，易致肥胖。若因偏食而致某些营养物质缺乏，也可发生多种病变，如缺钙会导致佝偻病。

3. 五味偏嗜。五味，指酸、苦、甘、辛、咸，它们各有不同的作用，不可偏废。且五味与五脏，又各有其一定的亲和性。如果长期嗜好某种性味的食物，就会导致该脏的脏气偏盛，因其功能活动失调而发生多种病变。

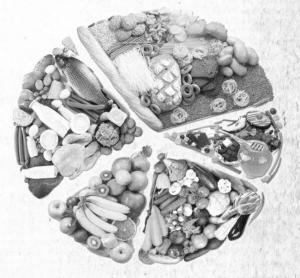

合理搭配，科学饮食

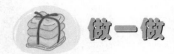 **做一做**

　　饮食过多、肚子胀满时，可以顺时针方向按摩肚脐周围，促进消化。具体操作如下：用手指端或掌根紧贴神阙穴、中脘穴的穴位局部，缓缓揉动100~200次。

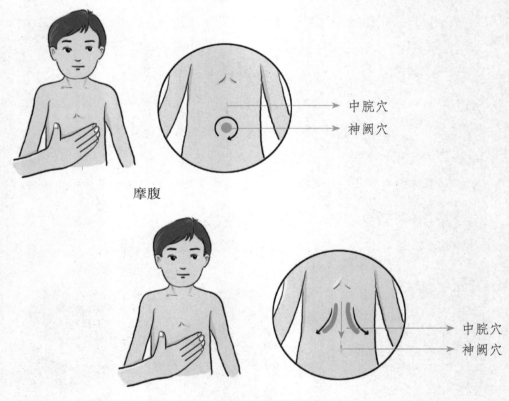

摩腹

揉中脘

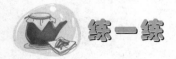 **练一练**

　　山楂味道酸甜，能消食化积。当吃多了，肚子胀满时，可以取15克山楂（切片）、冰糖适量，用开水冲泡后当茶饮。

物尽其用

—— 无处不在的中药

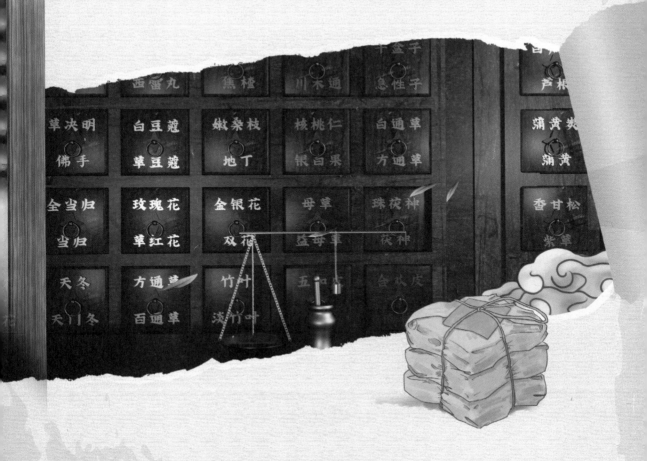

医之用药犹将之用兵。兵有法，良将不拘于法；药有方，良医不拘于方，非曰尽废其旧也。

《东垣试效方》

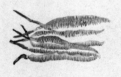

冬虫夏草

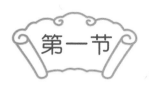

第一节

解表散寒的生姜

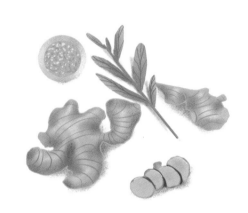

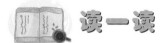 读一读

生姜的传说

相传很久以前，神农经常通过尝百草来辨别每种草药的药性。有一次在茶陵坑采药时，他不小心误食了一种毒蘑菇，肚子痛得厉害，吃了好几种解毒的草药也无法止痛，痛得昏迷过去了。等到苏醒后，一阵微风吹来，突然间他闻到了一股浓烈的香气。他顺着香气走到一丛青草边，发现香味正是从这些青草中散发出来的。神农顺手拔了一把，放在鼻子边闻了闻，瞬间觉得神清气爽，于是把它的块根放在嘴里慢慢咀嚼，味道又辛又辣。过了不久，肚子发出一阵响声，方便之后，身体大好。

神农姓姜，于是他给这种草取名为"生姜"，意为它的功效很神奇，同时也是为了纪念它能够让自己起死回生。

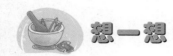 想一想

　　生姜，有着独特的辛辣芳香味，在日常生活中是一种极为重要的调味品，也可作为蔬菜单独食用，同时还是一味重要的中药材。它可将自身的辛辣味和特殊芳香渗入菜肴中，使各种菜肴鲜美可口。食欲不佳时吃上几片姜或者在菜里放上一点嫩姜，能改善食欲、增加饭量，所以俗话说："饭不香，吃生姜。"感冒着凉时，熬些姜汤喝，也能起到很好的治疗作用。

　　同学们可以想一想，生姜在日常生活中还有哪些其他的用途呢？

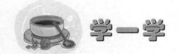 学一学

【生姜】

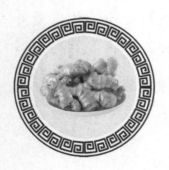

分类：姜科、姜属，多年生草本植物。

别名：姜根、因地辛。

药用部位：植物的根茎。

药性：味辛，性微温。

功效：解表散寒，温中止呕，温肺止咳，解毒。

主治：风寒感冒，脾胃寒证，胃寒呕吐，肺寒咳嗽，解鱼蟹毒。

知识拓展

古籍中的生姜

生姜在《名医别录》中被列为中品，是家喻户晓的食物和药物。李时珍在《本草纲目》中描述其为"可蔬，可和，可果，可药"，谓其"味辛，性温，无毒"。关于生姜的功用有四：生姜具解毒之功效，佐大枣有厚肠之说，温经散表邪之风，益气止胃翻之哕。

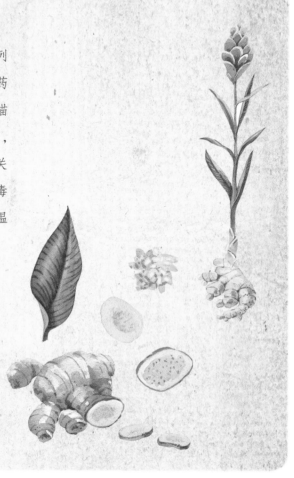

 ## 做一做

生姜主要是通过分株来繁殖后代的。我们可以将生姜带芽的根茎截取一段，种在花盆里，加一些基肥，然后浇足够多的水，经过20~30天就可以发出新芽。同学们可以试着种植生姜，观察和记录生姜的生长过程。

练一练

胃着凉、肚子不舒服时，熬些姜汤喝，可以达到暖胃的功效。

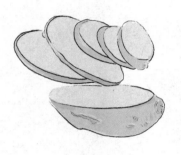

1.将生姜洗净，切成片状。

2.在锅里倒入两碗凉水煮至完全沸腾后，将切好的姜片放入，继续煮两分钟，再倒入适量的红糖。

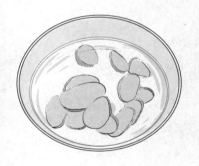

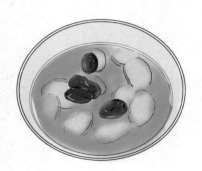

3.搅拌至红糖完全融化，小火继续煮两分钟即可。加几颗红枣，味道更佳，效果也更好。

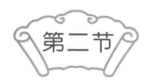

第二节

清凉消暑的绿豆

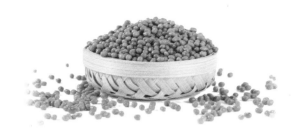

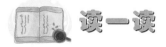 读一读

神奇的绿豆

　　明朝王文禄在《龙兴慈记》中记载，明太祖朱元璋十七八岁时，在马员外家当长工。马员外嫌贫爱富，不喜欢朱元璋，但马家小姐对朱元璋却情有独钟。这一年大旱，庄稼颗粒无收，又遇连月大雨，加之当地疾病流行，民不聊生。朱元璋也得了大病，高烧不退，神志昏迷，胡言乱语，唇焦舌裂。马家小姐焦急万分，但又毫无办法，心情沮丧，漫无目的地乱走。她来到一座小山前，忽然发现山旁有一处山泉，于是口干舌燥的马小姐准备弯下身子喝泉水。这时她听见有人在叫自己，转身看见一位白发老妇，老妇红光满面、慈眉善目，亲切地对她说："姑娘，你孤身一人来到此地，所为何事啊？"马小姐满脸愁云，据实相告。老妇很同情马小姐，便从怀里拿出一

个精致的葫芦，从中取出数粒绿色药丸交给她。马家小姐用手帕将其包好，谢过老妇后，急忙往回赶，可路上不慎摔倒，药丸撒了一地。马小姐边哭边捡，晶莹的泪珠落于药丸之上。这时，散落在地上的绿色药丸迅速开始生根发芽，长出荚来。马小姐拨开荚，见荚内有绿色的果实，晶莹明亮，便赶紧将果实收集起来，带回家给朱元璋和众乡亲煮水饮用，数日后，众乡亲的病全好了。

在这个故事中，马小姐遗落的神奇绿色药丸就是——绿豆。

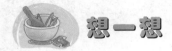 **想一想**

中医有"药食同源"的说法，这里有两层含义：一是指很多食物既可食用，又可药用，界线不明显，可以说是药食两用；二是指食物与药物有共同的来源。

隋唐时期的医学家杨上善说："空腹食之为食物，患者食之为药物。"意思是用于饱腹时，就是食物；用来治病时，就是药物。

同学们可以想一想，生活中还有哪些药食同源的食物呢？

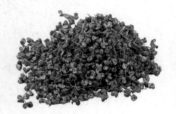

花椒

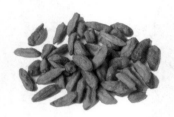

枸杞

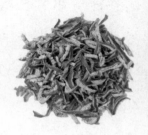

陈皮

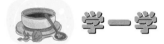

学一学

【绿豆】

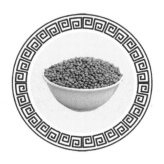

分类：豆科、豇豆属，1年生直立草本植物。

别名：青小豆、植豆。

药用部位：植物的种子。

药性：味甘，性寒。

功效：清热解毒，消暑，利水。

主治：暑热烦渴，药食中毒，水肿，小便不利。

知识拓展

古籍中的绿豆

绿豆被古人视作解毒"神药"，其甚至可以解砒霜中毒。李时珍在《本草纲目》中说："绿豆肉平皮寒，解金石、砒霜、草木一切诸毒，宜连皮生研水服。"

绿豆芽：有清暑热、通经脉等诸多功效，可以用来治疗湿热郁滞、热病烦渴、大便秘结、小便不利、目赤肿痛、口鼻生疮等。《本草纲目》中说："惟此豆之芽，白美独异，今人视为寻常，而古人未知者也。"

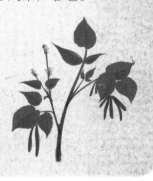

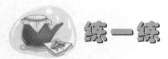 做一做

　　绿豆是豆科植物绿豆的种子。我们可以拿一些绿豆放在小碗里，往碗中倒入少许水，用透气的棉布封住碗口，仔细观察绿豆发芽、生长的变身过程，并做好记录。

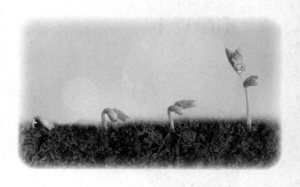

练一练

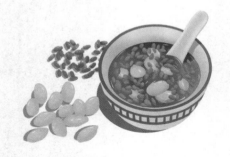

　　学习完这一节内容，大家一定对绿豆有了初步的了解。回家准备一些绿豆，跟着妈妈学做绿豆汤，为炎炎夏日带来一丝凉爽吧！

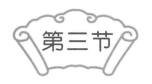

清热明目的菊花

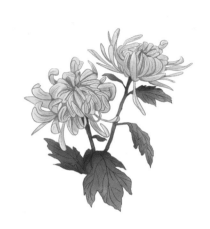

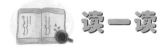 读一读

吹落黄花满地金

宋朝的苏东坡才华横溢，被誉为"唐宋八大家"之一。他善诗词、工书画，写文章落笔千言而不假思索，但因恃才傲物，一生屡受打击。

王安石是当朝宰相，苏东坡是他的门生。一次苏东坡得罪了王安石，被贬为湖州刺史。3年任期到了后，苏东坡回京城拜见王安石，恰巧王安石外出不在家。苏东坡坐在老师的书房，见砚石下压着的纸上写着一首诗，其中有两句是："西风昨夜过园林，吹落黄花满地金。"苏东坡不禁笑出声来，心想黄花是指菊花，而菊花开于深秋，其性坚强，敢与秋霜相抗，最能耐久，即使老而枯干，终究不会落瓣，王安石的诗"吹落黄花满地金"简直就是在胡说八道。他一时诗兴大发，就续写了两句："秋花不比春花落，说与诗人仔细

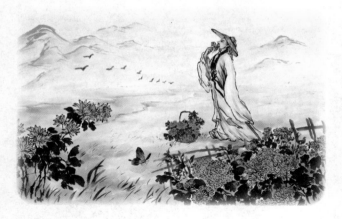

吟。"苏东坡等了一会儿，见老师还没有回来，就回自己的寓所了。王安石晚上回来看见了续诗，又听家人说诗后的两句是苏东坡写的，思索后第二天就把苏东坡又贬为黄州团练副使。苏东坡不明所以，忍气吞声地去黄州赴任。

秋天到了，黄菊盛开。一天，陈季常来访。苏东坡约陈季常一起去花园赏菊，见到黄菊的花瓣纷纷落地，真似铺金一样，不禁大惊失色。陈季常问明原因后笑道："不同地方的花是不一样的，黄州的菊花是经秋风吹而落瓣的。"苏东坡这才知道王安石是因为自己写的续诗而故意把他贬到黄州，让他看"吹落黄花满地金"的。

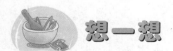 想一想

菊，曾被陶渊明赋予隐士的灵性，他用菊花寄予自己对田园与隐逸幽静生活的向往；黄巢将菊花比作坚强勇敢的战士；在李清照的《醉花阴》中，菊花化作凄美柔情的形象，道出了人比黄花瘦的忧愁与相思；吴潜的"堕地良不忍，抱枝宁自枯"则是对菊花高洁品质的描述。

同学们想一想，菊花还有哪些寓意？

小学生中医药文化
知识导读

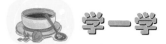 学一学

【菊花】

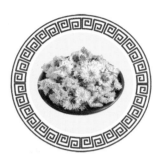

分类：菊科、菊属，多年生宿根草本植物。

药用部位：植物的干燥头状花序。

性状：味苦、甘，性微寒。

功效：散风清热，清肝明目，清热解毒。

主治：风热感冒，头目胀痛，疮痈肿毒等。

知识拓展

白菊与黄菊的功效对比

药用菊花主要有白菊和黄菊两种，白菊花常用于平肝明目，常配黄芩、栀子、夏枯草，治肝火上攻之头痛眩晕；黄菊花常用于疏散风热，常配桑叶、连翘、薄荷等，治风热感冒或温病初起。

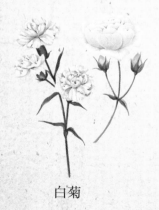

白菊

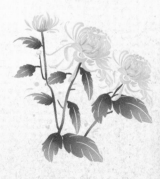

黄菊

做一做

金秋时节，同学们可在家人的陪伴下，去公园里观赏菊花，了解不同品种菊花的异同。

 练一练

学习完这一节，想必大家对于菊花的味道一定非常好奇。可取 5 克菊花、3 克茶叶、适量冰糖，用开水冲泡后饮用，细细感受这一饮品的奇妙之处。

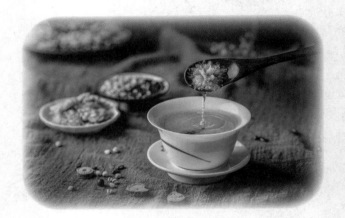

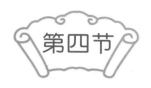

第四节

消食健脾的山楂

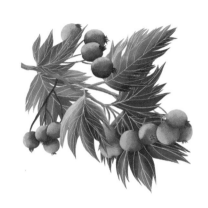

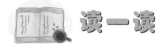 **读一读**

淡泊人生酸果花

"都说冰糖葫芦儿酸，酸里面它裹着甜。都说冰糖葫芦儿甜，可甜里面它透着酸。糖葫芦好看它竹签儿穿，象征幸福和团圆。把幸福和团圆连成串，没有愁来没有烦。"这首传唱度很高的歌曲，主要描述了冰糖葫芦的味道和其中蕴含的美好寓意。

正宗的冰糖葫芦是由山楂做成的，酸甜可口，能帮助消化。山楂的功效很多：当在山野田间口渴难耐时，它能为你生津止渴；当积食难消时，它变为可口的山楂片，为你消食健脾；当闲来无事需要吃点零嘴解馋时，它又变成了酸甜美味的金糕，为闲暇时光添上一抹光彩。僧人知一曾作诗《吟山楂》："枝屈狰狞伴日斜，迎风昂首朴无华。从容岁月带微笑，淡泊人生酸果花。"相传，在100

多年前的一天，慈禧太后吃腻了山珍海味，点名要吃山楂糕解馋。宫人急忙找来京城有名的糕点师傅，精选材料，精细加工，最终制作出了色泽红润且透着丝丝金黄的山楂糕。慈禧太后品尝后甚是喜爱，御赐"金糕"之名。

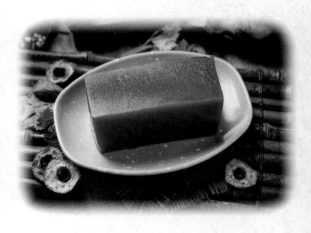

想一想

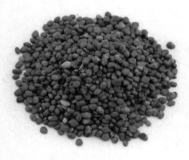

莱菔子

《神农本草经疏》中记载："煮老鸡硬肉，入山楂数颗即易烂，则其消肉积之功，盖可推矣。"大概意思是指炖鸡汤时，若选用老鸡，则鸡肉较硬难以煮烂，此时添加几颗山楂就容易

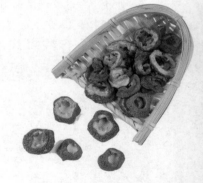

煮烂。这个原理可以由山楂消化积食的功效推理出来。

同学们想一想，还有哪些食物可以消化积食呢？

山楂

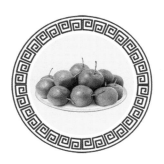

学一学

【山楂】

分类：蔷薇科、山楂属，落叶乔木植物。

别名：山里果、山里红。

药用部位：果实。

药性：味酸、甘，性微温。

功效：消食化积，行气散瘀。

主治：饮食积滞，胃脘胀满，疝气腹痛，血瘀经闭、痛经等。

知识拓展

　　我们常说"酸酸的山楂"，而不说"甜甜的山楂"。但是，水果酸不等于糖分低。山楂有一个不为人知的真相，那就是它的含糖量高达22%，比西瓜、草莓、苹果等水果的糖分高出1倍。

　　水果的含糖量不能单靠味觉尝出来，并不是吃着甜的水果含糖量就一定高。因为水果本身不仅只含有糖分，同时还含有能使水果有酸味的柠檬酸、苹果酸、有机酸等。

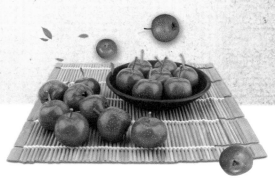

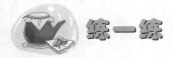 **做一做**

关于山楂，宋朝诗人陆游作诗云"野花碧紫亦满把，涧果青红正堪摘"，明朝诗人徐渭亦作诗云"双峡凌虚一线通，高巅树果拂云红"。等山楂硕果累累时，同学们可以和家人一起走到山楂林里，欣赏山楂树的美丽，并动手采摘诱人的山楂。

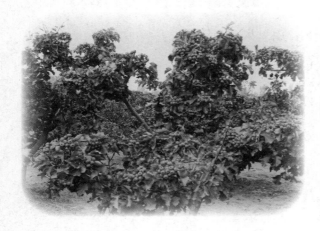

练一练

冰糖葫芦的做法起源于宋朝，现已成为中国传统小吃。请同学们试着做一串冰糖葫芦：取山楂和冰糖适量，将冰糖置于锅内，大火熬至黏稠的透明状，浇于穿在竹签上的山楂上，裹上薄薄一层即可。饭后积食，或者因吃肉过多而导致肠胃不舒服时吃一串，可以"药"到病除哦。

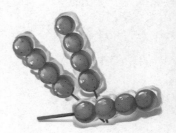

兵家利器
——常用的中医疗法

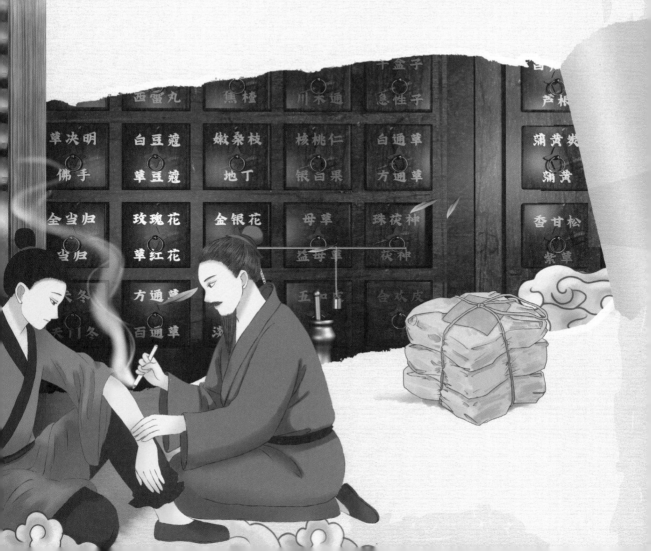

夫以利济存心，则其学业必能日造乎高明；若仅为衣食计，则其知识自必终困于庸俗。

《临证指南医案·华序》

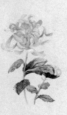

黄菊

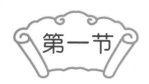

第一节

良药苦口——难喝的汤药

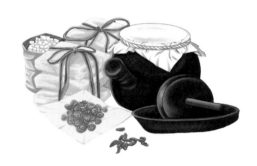

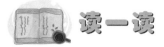

伊尹制汤

文献记载，伊尹曾是一个奴隶，但他凭借一手精湛的厨艺，最终成为商朝的辅国宰相。伊尹曾撰写了一部《汤液经》，发明了汤液治病之法，大大提高了医药的疗效。在考古出土的文献中，关于伊尹的记录非常多。如藏于清华大学的战国竹简《汤处于汤丘》中记载，伊尹将食材"和合"处理之后，制成汤液，女子吃了能够去掉体内淤积之物，使身体很快痊愈；还能够使皮肤平滑、耳聪目明，等等。这种"和合"处理就是最早的汤药。

据说《汤液经》中记载食疗方120首、治疗疾病的方子120首、杀虫辟邪的方子120首。虽然《汤液经》早已失传，但是汤液的发明可以提高治病的疗效，已成为中医药学最主要的特色之一。

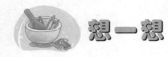 **想一想**

桂枝汤是《伤寒论》中的千古名方，由生姜、桂枝、白芍、甘草、大枣5味中药组成。"桂枝汤"可以预防和治疗感冒，是典型的药食同源佳肴，传说是由伊尹配制，被张仲景收入《伤寒论》中的。

同学们想一想，在你感冒时，医生开的药方是什么呢？

知识拓展

良药不一定苦口

俗语说："良药苦口利于病。"的确，大部分中草药都或多或少带有苦味。可是有一种常用中药却一点也不苦，反而特别甜，那就是大家都知道的甘草。

在中药里，甘草可以说是应用最广泛的一味药，一些有名的方子里都有甘草。甘草还有一个有趣的别名，叫"国老"。因为它有补有泻、能表能里、可升可降，能调和众药、通行十二经、解百药毒，又有补虚损、坚筋骨、治惊痫、去咽痛、止咳、润肺等功效，治疗范围很广，在处方中起着重要的作用，所以称它为"国老"。

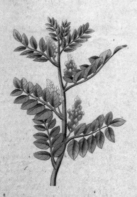
甘草

学一学

中医用药如用兵

中医学认为，疾病的发生是人体内正气与邪气斗争的结果。因此，使用药物治疗疾病，就如同两军对垒排兵布阵一样。尤其是对于一些经验丰富的医生而言，每次治疗疾病时，自己俨然战场上的将军，可以很自豪地说一句："用药如用兵。"

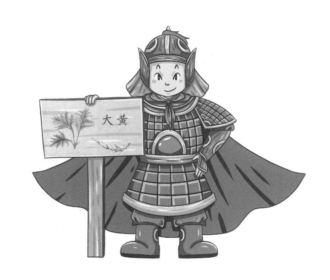

汤药的"汤"字含有"荡"的意思，汤药在临床上的应用，正是用来荡除邪气的。正如清代名医徐大椿在《医学源流论》中所说：

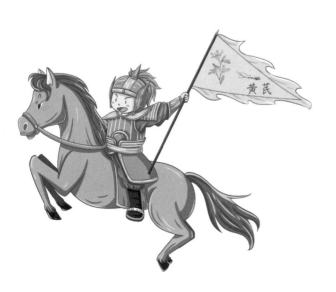

"是故兵之设也以除暴，不得已而后兴；药之设也以攻疾，亦不得已而后用。其道同也。"所以说中医采用汤药治疗疾病，除了要选药得当、搭配正常之外，还需要根据不同的病情予以灵活调配，这样才能药到病除。

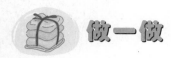 **做一做**

同学们可以和爸爸妈妈一起，到家附近的中药店里买一些常用的、比较安全的中药饮片，如干姜、山药、薄荷、桂枝、白芍、甘草、大枣等，拿回家煎煮一下，尝尝味道。

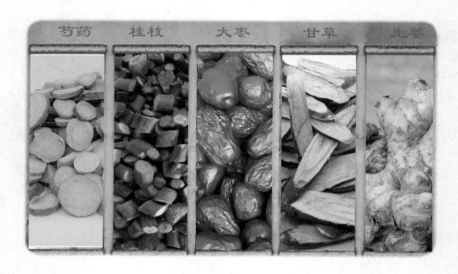

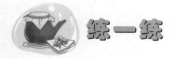 **练一练**

夏秋季节雨水较多，如果受凉了，就会感觉浑身不适，比如身体酸困、喷嚏连连、自觉怕冷等。这个时候喝一杯生姜葱白水，看看会有什么不一样的感受。

具体做法：准备3小段（带根须）葱白和6片生姜片，放入开水中，煮沸后放入适量红糖。

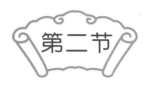

第二节

滋补佳品——甜甜的膏方

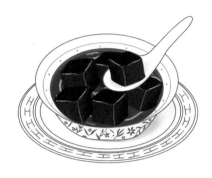

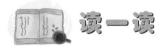 **读一读**

梧州龟苓膏

膏方是我国传统医药学的瑰宝，在南方，尤其是广东、广西两地的人对膏方都非常熟悉。以龟苓膏为例，它是广西壮族自治区梧州市的一种特产，也是历史悠久的传统药膳，主要以当地特有的鹰嘴龟和土茯苓为原料，再配以生地黄等药物加工而成。因其具有清热去湿的功效，因此备受南方地区人们的喜爱，甚至还远销东南亚。

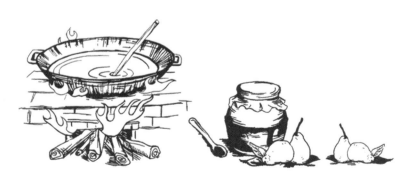

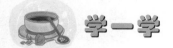 **想一想**

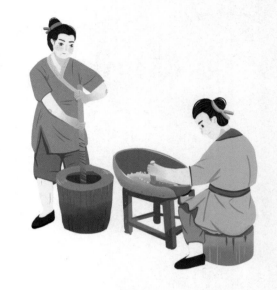

膏方的制作有两个主要特点：第一是因人制宜，第二是道地药材。因人制宜就是根据不同人的体质特点，或者根据疾病特点，一人一方。那么，什么是道地药材呢？

学一学

中药膏方

膏方作为中医治疗疾病的方法，其外用膏方叫作膏敷，内服膏方又称煎膏、膏滋药。内服膏方是在汤药处方的基础上，根据人的不同体质、不同表现而确立的不同配伍的处方，是将中药饮片浸泡、反复煎煮后去渣取汁，再经过蒸发浓缩、加入蜂蜜等步骤收膏制成的半流体状剂型。根据药物的组成不同，内服膏方有荤膏和素膏之分。一般而言，成人食用的大多是荤膏，儿童食用的一般为素膏。"荤膏"是指成分中选用了阿胶、龟板胶、鳖甲胶、鹿角胶等动物胶膏剂，"素膏"则是采用砂糖或蜂蜜来收膏。膏方一旦制作完成，就不能称为"一首"膏方，而是"一料"膏方。

知识拓展

很多人认为，成年人，尤其是老年人适宜服用膏方，其实，膏方在儿科中反而比较常用。特别是因为膏方口感较好，避免了长期喝苦汤药的弊端，适用于一些身体虚弱、反复感冒、消化功能不好的人。

做一做

学完这一节后，大家对膏方是不是感到很好奇呢？其实有一种膏方是我们日常生活中就可以制作的，它就是秋梨膏。制作方法非常简单：把梨洗净去核，打成泥状；将红枣去核、川贝打成粉。将所有材料放入锅中，大火煮开后，再转小火煮60分钟。稍微放凉，然后倒入蒙有纱布的盆里，挤出汤汁。将挤出的梨汁放入锅中，小火慢熬到只剩下1/3的汁液。放凉后调入蜂蜜，甘甜可口的秋梨膏就制作完成了。

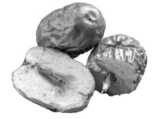

大枣

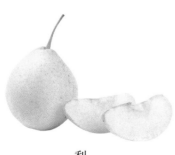

梨

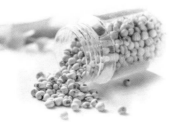

川贝

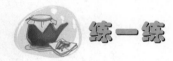

练一练

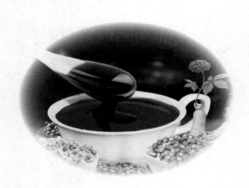

　　同学们，秋天到来的时候，大家是不是常常觉得口鼻干燥呢？如果你或者家人有这种不适，可以尝试做点秋梨膏，做好后每次取1小勺，用温水调匀，睡前饮用，可以起到润肺止咳、生津利咽的作用。

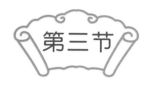

第三节

有参之功——来自艾草的热度

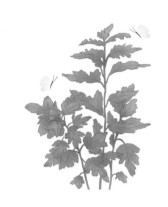

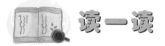

读一读

冰 台

艾草是多年生草本植物，它的嫩叶可以拿来食用，老叶可以制成艾绒，以艾灸时使用。艾草有艾、医草、香艾、灸草等多个名字，

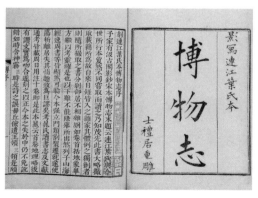

《博物志》

但是还有一个耐人寻味的名字"冰台"，却很少被人提到。《博物志》记载，将冰块做成凸镜，放在太阳光下聚光取火，另取艾草放在最下面，可以被迅速点燃。因此，艾草又被称为"冰台"。

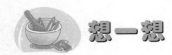 **想一想**

民谚说"清明插柳，端午插艾"，插艾是端午节的重要习俗之一。同学们仔细想一想，艾灸用的艾草是端午节时家家户户门上悬挂的绿草吗？

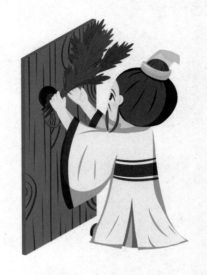

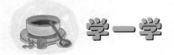 **学一学**

什么是艾灸

艾即艾草，是一种草本药用植物，既可以防病治病，又可以净化空气、驱除蚊蝇。

灸，是指将易燃的艾草点燃之后去熏、灸身体上的穴位。

古人把太阳称为天之阳，把艾称为地之阳，是说艾草燃烧的热力温和，能穿透皮肤，直达深部，功效强劲。

利用艾草燃烧的温热之力可以使身体的血管扩张，血流加速，从而起到温通气血的作用。

这种以艾草为原料的灸法叫艾灸，它是中国最古老的医术之一，属于中医外治法中的一种。

知识拓展

艾叶是越陈越好吗

中医经典著作《本草纲目》中记载："凡用艾叶，须用陈久者，治令软细，谓之熟艾，若生艾，灸火则易伤人肌脉。"这是什么原理呢？在古时，因为新鲜的艾草气味辛烈，拿来灸治疾病时容易灼热刺痛，伤害血脉，所以古人会将艾存放一段时间再用。但存放5年以上的艾叶，会变得非常脆，一捻就全碎了，不仅没绒，也捏不成团。因此，艾叶并不是越陈越好。

 做一做

艾灸时用的主要是艾绒。每年的5~9月，同学们可以跟随爸爸妈妈去野外寻找和观察一下艾草的生活环境，尝试采摘花未开、叶茂盛的艾草，晒干或阴干后，慢慢捣碎揉搓，将它变成可以用来艾灸的艾绒。

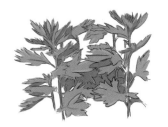

鲜艾叶

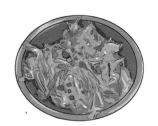

干艾叶

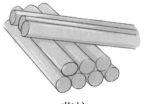

艾炷

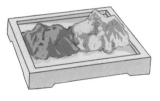

艾绒

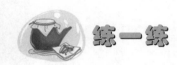 练一练

用艾草泡脚可以起到促进血液循环、缓解疲劳的作用。爸爸妈妈每天在外工作很辛苦，晚上结束一天的忙碌工作后回到家，同学们如果用艾草水给父母泡泡脚，应该是一件让父母会很开心的事。取一把新鲜的艾草，也可以用陈艾（用量可以少些），放到锅里，加适量的水烧开后，倒入脚盆中，再兑入凉水，把水温调节到适合的温度，让爸爸妈妈好好泡泡脚，缓解他们工作一天的疲劳。

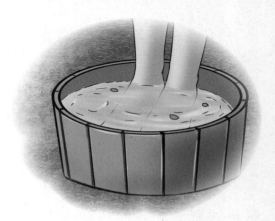

第四节

手到病除——有点痛的按摩

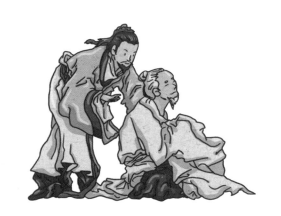

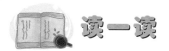 读一读

跟药王学按摩

药王孙思邈不但是一代功名卓著的医药学家，还是养生方面的实践者。药王的很多养生法都值得现代人借鉴，其中流传最广的按摩方法有以下 3 种：

头常梳。晨起，搓手致掌心发热，然后由前额开始扫上去，经后脑扫回颈部。早晚各做 10 次。可以明目祛风，防止头痛、耳鸣。

腹常揉。午间，搓手致掌心发热，然后两手交叉，围绕肚脐顺时针方向揉 36 下，范围由小到大。此法有助于帮助消化，消除腹部鼓胀。

脚常搓。睡前，用右手搓左脚，左手搓右脚。由脚跟向上至脚趾，再向下搓回脚跟为 1 下，共做 36 下。有助于改善睡眠。

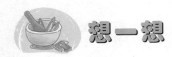 想一想

按摩有两种：一种是主动按摩，又叫自我按摩，是自己给自己按摩的一种方法；另一种是被动按摩，是指由医生掌握，用于病人的医疗方法。按摩常用的手法有：按揉法、滚法、点按法、摩法、擦法、拍法等。上述手法并不是单纯孤立地使用，在临床中，医生常常是几种手法相互配合进行的。

同学们想一想，当你浑身酸痛时，中医按摩能起到什么作用呢？

知识拓展

眼保健操的由来

同学们都做过眼保健操。其实，眼保健操是根据中国古代医学的推拿、经络理论，结合体育医疗综合而成的按摩法。每次按摩5分钟，可以有效预防青少年近视。

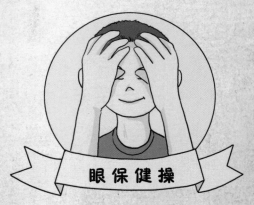

眼保健操

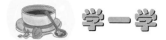 学一学

按摩，"痛"并快乐着

一般来说，通则不痛、痛则不通。当身体有不舒服的地方，或有酸痛不适时，可以用按摩方法缓解或治疗。当按摩一些特定部位时，疼痛属于正常情况。这和个人对于疼痛的耐受程度有关，也可能和身体局部有慢性损伤、肌肉疲乏等状态有关。

按摩的时候感觉疼，是气血瘀滞的表现。这个时候，拍打、按摩所在的经络，就可能发现潜在的痛、肿、胀等经络不通的症状。出现疼痛后，多进行几次按摩，疼痛情况慢慢地就可以得到缓解。

按摩在治疗疾病的同时，也有消除疲劳、解除困乏的效果。正常情况下，按摩之后，身体会有一种轻松、愉悦的感觉。

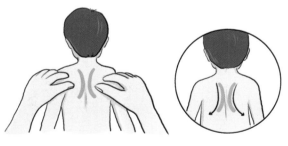

推肩胛骨

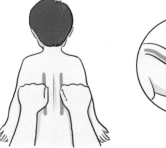

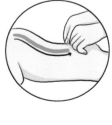

捏脊

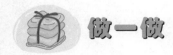 **做一做**

中医认为，"肝主藏血，开窍于两目，肝受血而目能视"。就是说用眼不能过度，如果长时间看东西，就会损伤肝、目，从而出现视物不清、眩晕等症状。这个时候，用双手大拇指同时点按攒竹穴（两眉的内侧末端各有1个）100次，有助于改善视疲劳，保护视力。

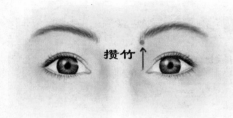

攒竹穴

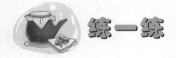 **练一练**

爸爸妈妈每天坐在电脑前工作，时间一长，就会眼睛干涩、眨眼频繁，甚至眩晕。同学们可以帮父母按摩一下攒竹穴，缓解他们的眼睛疲劳，让他们放松一下。